DE

LA SANTÉ.

OUVRAGE

UTILE A TOUT LE MONDE.

T. 2593. porté
D.

DE
LA SANTÉ.
OUVRAGE
UTILE A TOUT LE MONDE.

Si tibi deficiant Medici, Medici tibi fiant
Hæc tria, mens hilaris, requies moderata, diæta.
Schol. Salert.

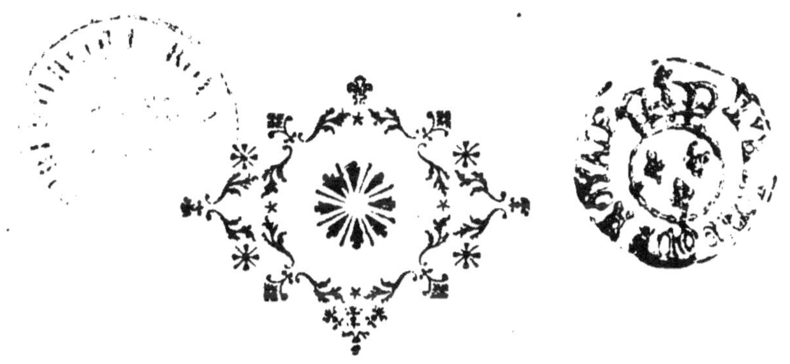

A PARIS,

Chez Durand, Libraire, rue du Foin, la première porte cochère à droite, en entrant
par la rue S. Jacques.

M. DCC. LXII.
Avec Approbation & Privilège du Roi.

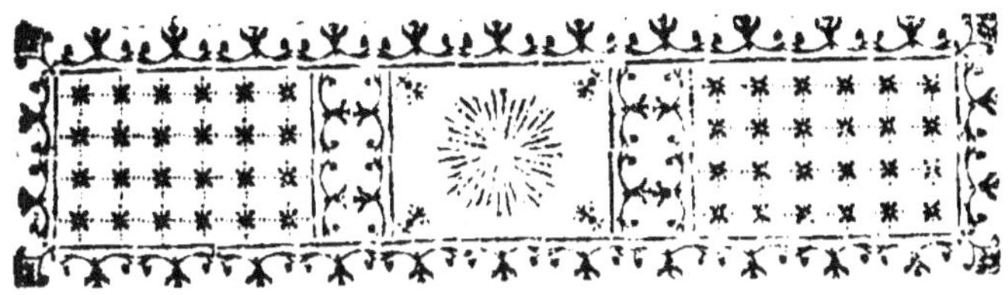

A

MADAME

G***, DE M****.

MADAME,

*L E S amis se contentent ordi-
nairement de souhaiter la santé
à ceux qui leur sont chers : je
fais plus ; je vous offre les moyens
de la conserver. Puissent mes observations contribuer à répandre
la douceur sur des jours si précieux, & qui ne m'ont que trop
souvent alarmé ! Vivez long-
temps, MADAME ; pour la gloire*

EPITRE

de votre *sexe* & *le bonheur de vos amis. L'hommage que je vous rends aujourd'hui n'est que la foible expression de mon inviolable attachement, & le juste tribut de ma reconnoissance : depuis que vous m'avez honoré de votre amitié, c'est dans votre aimable société que j'ai pris le goût du vrai, du beau & de l'utile; &, en vous consacrant le fruit de mes veilles, je ne fais que m'acquitter du plus sacré des devoirs.*

Je suis avec tous les sentimens que la vertu ornée par les graces peut inspirer,

MADAME,

Votre très-humble
& très-obéissant
serviteur J**

AVERTISSEMENT.

L'AVIDITÉ du Public à re-
cevoir, avec une forte d'enthou-
fiafme, les ouvrages utiles qui,
depuis environ dix ans, ont prefque totalement changé la face
de la Littérature, eft une preuve inconteftable que notre Nation, livrée, par mode peut-être
autant que par goût, aux connoiffances de pur amufement, n'en
eft pas moins capable des plus
folides réfléxions. Je prends à
témoin de cette vérité ces écrits
célébres fur l'Agriculture, fur le
Commerce, fur l'Economie, fur

la Politique & fur l'Art de la guerre ; ouvrages qui ont appris à des voifins , trop opiniâtrément les injuftes rivaux de notre gloire comme de notre bonheur , que l'on fait penfer fur les bords de la Seine , comme fur ceux de la Tamife.

Parmi les objets d'utilité qui ont exercé les plumes de nos meilleurs Ecrivains , il en eft cependant un que l'on a totalement négligé ; c'eft celui de la fanté. De cinq ouvrages qui ont paru depuis dix ans fur cette matière importante , trois font traduits de l'Anglois , le quatrième ne regarde qu'un feul état , & le cinquième traite moins de la confervation de la fanté , que de l'art de la recouvrer dans l'état de maladie.

Le premier de ces Ouvrages eſt *la Méthode aiſée pour conſerver ſa ſanté*, dont la traduction faite ſur l'Anglois, par *M. L. de Préville*, parut en 1752. On y trouve des maximes ſages, des préceptes ſolides, & des régles utiles ; mais, comme l'Auteur ne s'eſt pas contenté de traiter des précautions néceſſaires pour conſerver la ſanté, & qu'il s'eſt étendu ſur les maladies qui affligent l'humanité, il a manqué, du moins en partie, ſon objet principal.

M. *Cheyne*, de qui nous avons *l'art de conſerver la ſanté des perſonnes valétudinaires*, traduit en 1755, en s'écartant moins de son sujet, n'a pas laissé de parler de beaucoup de maladies qui appartiennent plus à l'art de rétablir la santé, qu'à celui de la conserver : d'ailleurs cet Ouvrage admirable pour les Médecins, ne me paroît pas d'une grande utilité pour le Public, parce que son savant Auteur s'est attaché à établir plutôt des principes que des régles, & s'est souvent exprimé d'une manière trop confuse & trop obscure pour être à la portée de tout le monde. Il est bon encore de remarquer que M. *Cheyne* ayant travaillé particuliérement pour *les personnes valétudinaires*, plusieurs de ses préceptes deviendroient souvent dangereux, si on les appliquoit aux tempéramens robustes.

L'objet de M. *Mackenzie* étoit de jeter un coup d'œil savant sur les Ecrivains qui, dans tous les temps, ont traité de la conservation de la santé : l'on ne peut trop louer cet habile Médecin de l'avoir rempli avec autant de clarté que d'érudition ; mais les régles qu'il tire des Auteurs qu'il passe en revue, ne sont ni en assez grand nombre, ni assez détaillées, par rapport à la diversité des tempéramens, des âges, des états & des climats &c, pour regarder son *Histoire de la Santé*, traduite en François en 1761, comme un

Ouvrage propre à apprendre à la conserver : c'est plutôt un Livre curieux qu'un Traité de pratique.

Voilà les trois Ouvrages dont nous faisons avec plaisir hommage à l'Angleterre. Quelque bien pensés qu'ils soient, leur utilité, par rapport à nous, diminuera aisément, si l'on fait réfléxion qu'ils sont écrits par des Etrangers, à qui notre climat, notre façon de vivre, nos mœurs, nos vices mêmes sont inconnus.

Le quatrième Ouvrage parut en 1759 : nous le devons aux observations d'un Citoyen éclairé & ami de l'humanité. Nommer *M. Duhamel du Monceau*, c'est faire l'éloge & du Livre & de l'Auteur. On trouve dans les

AVERTISSEMENT.

Moyens de conserver la santé aux équipages des vaisseaux, imprimés en 1759, des principes lumineux, clairs & sûrs, & des régles efficaces pour prévenir la contagion parmi cette foule de Citoyens, qui s'expose tous les jours sur le plus perfide des Elémens, pour la gloire de l'Etat & l'augmentation du commerce ; mais ces Mémoires si précieux, si nécessaires, même pour un Officier de mer qui se regarde comme le père de son équipage, font insuffisans pour bien d'autres états, & nous laissent l'avantage d'oser aller au-delà de ce Philosophe respectable, à qui ils doivent le jour, dans une carrière où il s'est fait tant d'honneur.

AVERTISSEMENT.

Le *Dictionnaire de Santé* qui parut il y a deux ans, ce Livre excellent, dont l'utilité est si reconnue qu'il seroit à souhaiter de le voir répandu * dans chaque Paroisse de la Campagne, est enfin le cinquième qui traite de la santé ; mais remplit-il bien son titre ? Propre à rétablir la santé quand on l'a perdue, traite-t-il des moyens de la conserver quand on en jouit ?

Il en est de même d'un Ouvrage tout nouveau, & dont nous

---

* Les Evêques, de concert avec les Intendans, devroient faire déposer dans chaque Paroisse de la campagne un exemplaire de ce Dictionnaire, avec le *Manuel des Dames de Charité*. Qu'il seroit beau de trouver les conservateurs des Citoyens dans les Pasteurs des ames !

fommes redevables autant à l'humanité qu'aux connoiffances de
M. *Tiffot* : *l'Art de conferver la
fanté* de ce favant Médecin ,
auroit bien mieux figuré fous le
titre de *l'Art de réparer la Santé*.

Dans l'Ouvrage que je donne
aujourd'hui au Public , je me
fuis exactement renfermé dans
mon objet. Les régles qu'on y
trouvera en grand nombre font
établies fur les principes les plus
fimples de la Phyfique , fur les
obfervations les plus conftatées ,
& fur les expériences les plus in-
variables : écrivant pour tout le
monde , j'ai fait enforte de parler le plus clairement qu'il m'a
été poffible. Combien de fujets
à differtations, plus propres à faire

valoir l'efprit, l'érudition & l'i-
magination, qu'à rendre un ouvrage utile, n'ai-je pas facrifié à
l'avantage public ? Fut-il jamais
un motif plus preffant pour faire
taire l'amour propre dans le cœur
d'un Citoyen ?

J'ai faifi fcrupuleufement les
plus petits détails : dans une matière auffi intéreffante, ils ne peuvent être regardés comme minu-
tieux que par ces efprits vains &
fuperficiels, tout au plus propres
à apprécier une mode, ou à juger une plaifanterie. Je me flatte
que ceux qui connoiffent les ref-
forts de l'économie animale, &
qui favent combiner les avantages de la fanté, me jugeront
d'une manière plus favorable :

AVERTISSEMENT.

c'eft pour les fages & les honnêtes gens que j'écris : je méprife
volontiers les papillons.

Pour donner plus d'ordre à
cette matière, je traiterai,

1°. Des différens tempéramens.

2°. De l'air, des vents, des
climats, des faifons, & du choix
d'une habitation.

3°. Des alimens folides & de
leurs affaifonnemens, des boiffons, & de la fobriété.

4°. Du fommeil & de la veille.

5°. Du travail & du repos.

6°. Des excrétions & des fécrétions.

7°. De la propreté.

8°. Des différens fexes, âges,
& états.

9°. Des caufes morales qui influent fur la fanté , telles que les paffions & les affections de l'ame.

1o°. Des dangers auxquels on s'expofe quand on fait des remédes fans néceffité.

Cet Ouvrage eft le fruit de mes réfléxions, de mes lectures & des expériences que j'ai faites pour me procurer, avec un tempérament affez foible , une fanté agréable , dont je jouis depuis que j'ai été en état de connoître & d'éviter tout ce qui l'avoit dérangée dans mon enfance.

Quoique je ne cite aucun Auteur , afin de ne pas trop em-brouiller le texte, j'avoue volontiers que les ouvrages de *Sanctorius*, de *Cheyne* , ainfi que la *Méthode pour conferver fa fanté*,

AVERTISSEMENT.

les Moyens de conserver la santé aux équipages des vaisseaux, l'Histoire de la Santé, & le Dictionnaire de Santé m'ont beaucoup servi. Après cet aveu, il me semble qu'il me sera permis de faire observer qu'on trouvera dans ce Traité un grand nombre de recherches & de régles, & même plusieurs Chapitres, dont aucun des Auteurs qui sont parvenus à ma connoissance n'a encore parlé.

N B. *L'Auteur prie les personnes qui liront cet ouvrage avec attention, de vouloir bien envoyer chez Durand, Libraire, rue du Foin, leurs observations : il les recevra avec reconnoissance, en*

AVERTISSEMENT.

fera ufage pour la perfection de cet effai, & rendra publiquement hommage à celles qui fe feront connoître, en fignant leurs réfléxions. Quand un Citoyen n'a pour but que l'utilité générale, il cherche fincérement, & fouhaite trouver des Critiques éclairés, bien loin de les craindre.

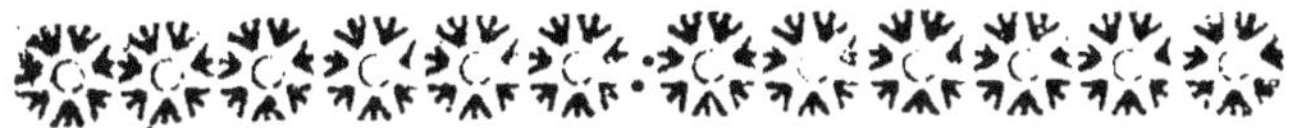

TABLE
DES CHAPITRES.

TABLE

TABLE DES CHAPITRES.

Fin de la Table.

DE
LA SANTÉ.

De la Santé en général, & quels sont ses signes.

ON ne connoît bien ordinairement les avantages de la Santé, que dans les horreurs de la maladie ; alors que de regrets sur les excès qui ont troublé la tranquillité, & empoisonné les douceurs de nos jours ! Mais qu'ils sont souvent inutiles ! Apprenons à les prévenir.

Il est bien plus aisé de conserver la Santé, que de la rétablir. Les remédes, en chaffant une maladie actuelle, jettent souvent dans notre fang le germe de mille autres. Auffi l'étude de ce qui peut concourir à conferver l'écono-mie animale, eft, de toutes les fciences humaines, la plus importante ; c'eft dans ce fens qu'on répéte tous les jours avec raifon, que *chacun doit être fon Médecin*. La Médecine proprement dite demande trop de connoiffances & trop d'obfervations, pour que cette maxime ait jamais pu lui être appli-quée.

Sans la fanté, à quoi fervent les autres avantages de la vie ? Jouit-on au milieu des fouffrances ? Biens, hon-neurs, plaifirs, dignités, confidéra-tion, tout devient à charge à celui qui ne s'apperçoit de fon exiftence, que par les maux qu'il endure. Quelle leçon pour un libertin & pour un gourmand, que le lit d'un compagnon de débauche malade !

Ici j'entends de faux Epicuriens s'écrier, qu'il ne faut pas pouſſer trop loin l'attention ſur ſa ſanté, & que c'eſt s'expoſer à vivre bien triſtement, que de ſuivre continuellement un régime. Qu'ils me permettent du moins de leur demander, s'il vaut mieux, en ſe livrant pendant un certain eſpace de la vie à tous les caprices & à toute la vivacité de ſon tempéramment, s'expoſer à paſſer le reſte de ſes jours dans la douleur & dans l'infirmité.

Je ſais que trop de ſcrupules pour la conſervation de ſa ſanté, peut dégénérer en foibleſſe ; mais cet abus particulier peut-il balancer l'utilité générale des préceptes de modération, qui nous font trouver, dans une vie ſobre & frugale, des plaiſirs ſans retour ? Pour un *Argan* * qui donnera dans le ridi-

---

* Le Malade imaginaire de *Moliére* vouloit ſavoir combien il falloit mettre de grains de ſel dans un œuf, & ſi c'étoit en long ou en large qu'il de-

cule , à combien de *Cornaros* * n'épar-
gnerons-nous pas d'affreuses maladies,
& souvent une mort prématurée ?

Avant que d'entrer dans le détail
des observations & des régles nécessaires pour conserver la santé , il est
bon de connoître quels en sont les si-
gnes ; est-il un moyen plus sûr pour
s'applaudir du régime qu'on a suivi ,
lorsqu'il réussit , ou pour le changer ,
lorsqu'on s'apperçoit d'un dérangement

voit faire , dans sa chambre , les tours de promenade ordonnés par M. *Diaphorus*. Un Médecin de
ma connoissance avoit recommandé à un Malade
de cette espéce , de ne pas s'ensevelir dans son
lit , & d'en ouvrir les rideaux d'un côté : une
heure après , cet hypocondriaque l'envoya chercher,
pour lui demander quel côté du lit il falloit ouvrir.

* *Louis Cornaro* , Noble Vénitien , se voyant ,
à l'âge de quarante ans , abandonné des Médecins , pour un délabrement total de sa santé , parvint à la rétablir , & à en jouir agréablement jusqu'à plus de cent ans , en prenant chaque jour
douze onces de nourritures solides , & quatorze
de liquides ; il mourut à Padoue, le 26 Avril 1566
tain de corps & d'esprit.

viſible dans l'économie animale ?

Pour jouir d'une bonne ſanté, il faut d'abord avoir les parties eſſentielles à la vie bien conformées ; telles ſont la tête, la poitrine & le bas-ventre : il faut avoir une bonne conſtitution , c'eſt à-dire avoir les os gros & forts , plus de chair que de graiſſe , la tête groſſe , la poitrine large & le ventre un peu élevé ; l'appétit ne doit être ni trop grand , ni trop petit ; on doit aller à la ſelle tous les jours, uriner peu & tranſpirer beaucoup : quand on a mangé , on doit avoir les membres ſouples, être léger , & n'avoir aucune envie de dormir ; on ne doit reſſentir aucune douleur ; enfin on doit jouir d'un ſommeil doux , tranquille , & qui ſoit d'environ ſept heures.

En raſſemblant ces ſignes de ſanté , je n'ai pas prétendu allarmer ceux dont la conſtitution n'y répond pas en to-tal. Il y a des nuances infinies , depuis cet état parfait de santé , jufqu'à celui de la maladie , dans lefquelles on ne laiffe pas d éprouver un bien être relatif à fon tempérament.

Le portrait d'une parfaite fanté , que je viens de préfenter fous les yeux , doit fervir à faifir les moindres dérangemens qui arrivent dans l'économie animale , afin d'y remédier avant qu'ils produifent des fuites fouvent incurables. Il eft bien plus facile de prévenir les maladies , que de les guérir.

Principiis abſta , ſerò Medicina paratur,
Cum mala per longas involuére moras.

CHAPITRE PREMIER.

Des différens tempéramens.

PRESCRIRE également à tout le monde les mêmes préceptes, pour la conservation de la santé, c'est imiter ces Empiriques, qui distribuent indistinctement, pour toutes sortes de maladies & de sujets, un reméde, qui le plus souvent se change en poison. Un Observateur éclairé & attentif doit, avant que de donner des régles de santé, examiner les nuances différentes qui distinguent chaque individu : s'il n'est pas donné à l'homme d'en saisir toujours bien exactement l'admirable gradation, du moins il est d'un Physicien intelligent d'établir certains points capitaux propres à fixer sa conduite. La différence des tempéramens est d'abord un de ces points essentiels , sur lequel il doit porter ses regards ; sans cette connoissance, sa marche sera toujours incertaine & souvent funeste.

Nous sommes tous composés des quatre élémens : l'accord de ces quatre principes forme le tempérament parfait , c'est-à-dire celui où le ressort des fibres , & l'action des liquides sont dans une juste proportion , & où le froid & le chaud , l'humide & la sécheresse se trouvent dans une combinaison harmonique.

Du mélange varié de ces différentes qualités sont formés les quatre principaux tempéramens.

1°. Le chaud & le sec donnent le bilieux.

2°. Le chaud & l'humide donnent le sanguin.

3°. Le froid & le sec donnent le mélancolique.

4°. Le froid & l'humide donnent le phlegmatique.

Du tempérament bilieux.

La bile jaune domine dans le tempérament bilieux. Cette conſtitution eſt facile à connoître à la dureté & à la maigreur des chairs, & à la groſſeur des veines : le pouls eſt fort, & bat avec vivacité ; la peau eſt brune, féche, rude, & femée de quantité de poils noirs.

Les bilieux ont ordinairement beaucoup d'eſprit : leur ame eſt continuellement dans l'agitation ; ils font opiniâtres, & foutiennent leurs idées avec chaleur ; ils font fort fenſibles, & prompts à fe mettre en colère. Auſſi doivent-ils éviter toutes fortes de diſputes, & tout ce qui peut enflammer leurs humeurs.

Le jeûne, la trop grande diéte, un air trop chaud, les vins fumeux, les longues veilles, les exercices violens & les paſſions vives font très-nuiſibles

A v

aux bilieux : c'eſt ſur-tout en été qu'ils doivent ménager leur ſanté, en prenant un régime humectant & rafraîchiſſant.

Les bilieux peuvent faire uſage des alimens mucilagineux, particuliérement quand ils font beaucoup d'exercices. Le pain dur , & toutes les nourritures fortes, pourvu qu'elles ne ſoient point échauffantes, leur conviennent. Des alimens légers ſe diſſiperoient bientôt dans un eſtomac plein de vigueur.

Quand les bilieux ne font pas beaucoup d'exercices , ils doivent ſe reſtraindre à des nourritures moins fortes. En général , le gibier noir, tel que le levreau, &c. leur eſt contraire. Les légumes & les ſemences , comme les pois, les fèves, les cardes d'artiehaux , les choux - fleurs , &c. ne peuvent que leur être ſalutaires , ainſi que l'uſage du riz , & de la ſemoule : les fruits bien mûrs, comme pêches, poires, raiſins, fraiſes, &c.

font très-propres à les rafraîchir.

Les bilieux doivent boire beaucoup, fur-tout en été. Le vin vieux, bien trempé, doit être leur boiffon ordinaire : ils n'en feroient cependant que mieux s'ils pouvoient s'en tenir à l'ufage de l'eau pure.

Enfin, ils doivent varier leurs occupations, fe diffiper, modérer leurs paffions, & ne pas trop fe livrer aux plaifirs.

Du tempérament mélancolique.

La bile noire, c'eft-à-dire une humeur terreftre & groffière, domine dans le tempérament mélancolique : le fang épais, circulant avec lenteur, difpofe le corps à des épuifemens fâcheux, & à des obftructions dangereufes.

On reconnoît les mélancoliques à la peau liffe, polie, & garnie de poils très-noirs : leurs vaiffeaux font ferrés, forts, & leurs humeurs denfes, tena-

A vj

ces & viſqueuſes ; ils ſont maigres & deſſéchés : leur peau eſt brûlée & noirâtre.

Les mélancoliques ont l'eſprit pénétrant, & propre à la réflexion ; ils ſont ſuſceptibles de crainte & de triſteſſe, comme de colère réfléchie & de rancune.

Le régime propre aux mélancoliques conſiſte à introduire dans le ſang aſſez de liquide, pour en pénétrer, & diviſer les parties trop rapprochées.

D'abord il faut proſcrire tous les alimens difficiles à digérer, acides & ſecs, tels que les viandes noires, trop graſſes, le gibier, le poiſſon huileux ou encore trop jeune, &c.

Les mélancoliques ſe trouveront bien de l'uſage du pain bien fermenté, des viandes de boucherie & de la volaille : ils peuvent quelquefois aſſaiſonner ces viandes avec des herbes potagères, ſimples & humectantes, & y ajouter même de temps en temps des aromates, tels que la mélisse, la canelle, le mélilot & la sauge. Les fruits mûrs leur sont salutaires, ainsi que les substances mucilagineuses, telles que le miel & le sucre.

Les mélancoliques ont besoin d'une boisson abondante & rafraîchissante.

Ils peuvent faire usage de vin blanc léger & fort trempé, de petite biére, ou de cidre coupé avec de l'eau. Ils ne feroient pas mal de prendre quelquefois le matin du petit lait, ou de la tisane d'orge.

Les mélancoliques doivent s'accoutumer à un exercice modéré, tel que celui du cheval, de la paume, de la promenade, du jardinage, &c. Ils feront bien sur-tout de fuir l'oisiveté, les gens tristes, & l'application trop longue. Ils doivent choisir leur habitation dans un air frais & sain.

Du tempérament phlegmatique.

L'humeur qui domine dans ce tempérament eſt viſqueuſe, mucilagineuſe, tenace & aqueuſe.

On reconnoît les phlegmatiques à la peau liſſe, polie, blanche & ſemée de poils fins, blonds, & qui croiſſent lentement. Leur chair eſt enflée, graſſe & molle ; leurs veines ſont étroites & profondes ; ils ſont forts ſujets à la pituite, aux glaires & aux vents. On remarque qu'ils ont aſſez ordinairement les yeux bleus.

La pareſſe eſt le vice favori des phlegmatiques ; ils ſont lents, & ont ordinairement peu de paſſions & peu d'eſprit.

Les phlegmatiques doivent éviter tous les alimens rafraîchiſſans, viſqueux & aqueux, tels que les viandes des animaux encore jeunes, comme le veau, l'agneau, le cochon de lait, les poiſſons huileux & trop petits, les farineux non fermentés, les fruits d'été, les plantes & racines rafraîchiſſantes, comme les ſalſifis, les épinars, la laitue, la chicorée, &c. La ſoupe, ſur-tout ſi elle eſt mitonnée, leur eſt pernicieuſe.

Ils feront particuliérement uſage de pain bien fermenté & bien cuit, des viandes faites, comme le bœuf, le mouton, la volaille & le gibier; des végétaux qui contiennent des ſels alkali volatils; des aromates & plantes diurétiques, tels que les aſperges, les artichaux, le céleri, l'ail, la rocambole, les échalotes, le creſſon, les raves & radix, la moutarde, le thym, le romarin, la ſarriette, le baſilic, la marjolaine, le laurier, la ſauge, &c.

Les phlegmatiques doivent s'abſtenir de toute boiſſon acide & rafraîchiſſante, comme biére, cidre, orgeat, &c.

Ils peuvent boire, ſur-tout à la fin

du repas, du vin pur, même le plus vif : l'ufage des liqueurs fermentées ne peut que leur être utile, pourvu cependant qu'ils n'en faffent pas habitude, & qu'ils n'en prennent pas avec excès.

En général, ils doivent manger & boire peu. Il n'y a pas de tempérament qui foit plus propre au jeûne & à la diéte exacte.

Les phlegmatiques doivent faire beaucoup d'exercice, afin de déplacer & de diffoudre les glaires : la courfe à pied, à cheval, la paume, un travail rude & continuel leur feront très-falutaires. Voit-on des pituiteux parmi les Ouvriers de la campagne & les Soldats ? Ce n'eft que chez les enfans, les femmes, les oififs, & les efclaves de l'opulence qu'il faut les chercher.

Du tempérament fanguin.

Je finis par ce tempérament, parce

que, de toutes les conſtitutions, c’eſt celle qui approche le plus de la parfaite; auſſi ne ſe manifeſte-t-il que dans l’âge viril.

Le tempérament ſanguin eſt celui où le phlegme & la bile ne dominent pas, & où le ſang circule avec facilité & égalité.

Les ſanguins ont un teint couleur de roſe, ſur une peau blanche, & couverte de poils blonds ou bruns. Ils ont la chair ni trop molle ni trop ferme; leurs veines ſont larges, bleues & fort diſtendues par l’abondance du ſang; leurs membres ſont ſouples.

Les ſanguins ſont vifs, & prêts à ſe mettre en colère, mais faciles à ſe radoucir: ils ont plutôt des goûts que des paſſions, & ſont plus propres à faire des connoiſſances que des amis; auſſi ſont-ils ordinairement volages & inconſtans. S’ils n’ont pas autant d’eſprit que les bilieux, ils ſont d’un commerce plus sociable. La bonté, la franchise & la joie composent le fond de leur caractère.

Les sanguins doivent éviter tous les mets & ragoûts qui contiennent des parties huileuses & trop de sel, tels que les viandes noires, les canards, maquereuses, &c. les plantes & les aromates qui renferment une huile essentielle, ou un sel alkali volatil, comme le poivre, le gingembre, la canelle, le macis, la muscade, l'ail, les oignons, la moutarde, &c. les farineux & les fruits nouveaux, l'huile & le beurre.

Ils doivent faire usage de pain fermenté & bien cuit, des viandes des animaux qui vivent d'herbes ou de graines, comme le bœuf, le mouton, le veau, la volaille, le gibier dont la chair est blanche, tels que les cailles, les faisans & le lapereau ; ils peuvent assaisonner ces mets avec les herbes potagères : ils ne doivent même en faire ufage qu'avec une grande modération, fur-tout du pain, & de tout ce qui forme beaucoup de fang : trop de confiance dans leur bonne conftitution pourroit leur attirer des maladies cruelles.

Les liqueurs nourriffantes, telles que la biére & le cidre, leur font pernicieufes, ainfi que les fermentées. Un vin léger & vieux, fort trempé, doit faire leur boiffon ordinaire.

Les fanguins doivent faire un exercice modéré, afin d'entretenir la louable circulation du fang : la promenade & le cheval, ou un travail peu fatiguant rempliront aifément cet objet ; mais auffi ils doivent avoir grande attention, quand ils ont chaud, de ne pas s'expofer à un air trop froid, s'ils veulent éviter les rhumes & les fluxions.

Si, malgré ces fages précautions, les perfonnes fanguines fe trouvoient incommodées par une trop grande abondance de fang , elles doivent auffi-tôt fe réduire à une diéte fcrupuleufe, à l'eau pure , & faire plus d'exercice que de coutume : elles reconnoîtront cette furabondance de fang aux maux de tête , aux pefanteurs , aux affoupiffe-mens & aux étourdiffemens.

Quelque clarté que j'aie cherché à répandre fur cette matiére , j'avoue qu'il n'eft pas abfolument facile de dé-terminer le tempérament de chaque fujet. Affez, & trop fouvent, les prin-cipes élémentaires qui compofent no-tre machine , font tellement combinés, qu'il y en a plufieurs qui paroiffent do-miner en même temps ; alors que de difficultés dans la théorie ! Que de prudence dans l'art de conferver fa fanté !

J'ai éprouvé , par ma propre expé-rience , que j'aurois fouvent fait des fautes capitales contre ma confervation , fi j'euffe voulu m'en tenir toujours ſtrictement à une régle générale, & à un régime conſtant : combien de fois n'ai-je pas été obligé de changer ma façon de vivre , lorſque je m'apperçois du changement des humeurs dominantes ?

C'eſt donc particuliérement à l'expérience qu'il faut s'en rapporter, pour former un tableau caractériſtique de ſon tempérament ; & c'eſt ſur-tout en ce point qu'il faudroit que chacun fût ſon médecin. Tout homme qui a acquis un certain âge , & qui ne connoît pas encore les choſes qui lui conviennent , comme celles qui lui ſont nuiſibles , eſt infiniment au-deſſous de la brute , & a tout à craindre , même avec la meilleure conſtitution.

Deux conſéquences de la derniére importance ſe tirent naturellement des vérités que nous venons d'établir.

1°. Il n'y a point , ſelon ce que nous avons inſinué plus haut , de régime général , comme il n'y a point de reméde propre à toutes fortes de maladies. Il n'y a qu'un charlatan qui foit capable de vouloir en impofer avec fon baume : *caffez-vous les bras & les jambes* * ; *il s'en mocque, pourvu qu'il ait fon baume dans fa poche* ; c'eft-à-dire, votre argent.

Dans tous les êtres créés pour l'homme , il n'y a rien d'abfolument bon ni d'abfolument mauvais ; tout eft relatif : alimens , remédes , ce qui eft falutaire pour les uns devient funefte pour d'autres : il y a donc de l'imprudence à époufer, fans examen, le régime dont un autre fe trouve bien. L'ufage du lait , par exemple , conferve cette perfonne dans un printemps perpétuel , parce qu'elle n'a que des humeurs douces ; vous vous réduifez à la même nourriture , & vous éprouvez mille incommodités : dès les premiers jours

* Propos du Charlatan des Boulevarts.

une fiévre lente vous mine, & vous
finiſſez par avoir des obſtructions dans
tous les viſcères ; vous vous en éton-
nez ? Vous ignorez ſans doute qu'un
levain acide & inhérent à votre eſtomac coagule le lait que vous prenez,
& que ces accidens en ſont des ſuites
naturelles. Que chacun vante tant qu'il
voudra ſon régime ; en applaudiſſant à
ſes ſuccès, eſſayons nos forces &
notre eſtomac, avant de nous dé-
terminer pour un genre de vie, d'où
dépendra notre ſanté. L'un fait beaucoup d'exercice, l'autre vit dans la
tranquillité ; celui-ci ſe réduit à une
diéte exacte, celui-là ne refuſe à ſon
eſtomac aucune eſpéce d'alimens ; un
autre ne prend que de l'eau pure ;
Charpentier * ne boit que du vin, &

* Il n'y a perſonne qui n'ait connu *Charpentier*,
ce fameux Joueur de Maſette. Il y avoit plus de
70 ans que ce fils de la joie ne buvoit que du
vin pur, & en très-grande abondance, lorſqu'il
mourut l'année paſſée, à près de 90 ans : avant ſa

tous jouiffent d'une bonne fanté. Encore un coup, étudions notre tempérament, non fur le régime des autres,
mais par notre propre expérience.

2°. Les perfonnes fujettes à de fréquentes maladies doivent toujours fe
fervir du même médecin. La raifon en
eft fenfible ; celui qui conduit depuis
long-temps un malade, doit connoître
fon tempérament, & fera bien plus en
état de prefcrire les remédes convenables, que celui qui, ignorant fa conftitution, eft obligé d'agir en tâton-
nant, jufqu'à ce qu'il foit enhardi par
l'expérience.

derniére maladie, il avoit toujours été fain & robufte, frais & gaillard ; exemple plus admirable
qu'imitable,

CHAPITRE

CHAPITRE II.

De l'air, des vents, des climats, des saisons, & du choix d'une habitation.

L'AIR est un corps subtil, élastique, fluide, transparent & pesant. Je ne considérerai point ici l'air comme transparent ; cette question ne regarde en aucune façon l'art de conserver la santé.

L'air, par sa subtilité, son élasticité & sa pesanteur, pénètre dans nos corps, à la faveur des pores de la peau, & particuliérement du mouvement du poumon , & se mêle avec notre sang & nos humeurs ; par sa fluidité il circule avec le sang, le brise continuellement, & lui donne ce dégré de perfection nécessaire, pour s'insinuer jusques dans les derniéres ramifications des vaisseaux sanguins, & porter jusqu'aux extrémités du

corps la chaleur, la nourriture & la
vie.

Nous ne nous arrêterons pas à
prouver les principes reconnus en
physique, sur lesquels nous établissons
ce chapitre. La pesanteur, la subtilité, l'élasticité, la fluidité de l'air,
& son action dans nos corps font
fondées sur des expériences trop cons-
tantes, pour qu'on puisse nous les
contester.

Il faut bien remarquer que l'air, tel
que nous le considérons ici, n'est pas
cet élément primitif, simple, pur &
dégagé de tout corps étranger. Non;
l'air qui nous environne, & dans lequel nous nageons, comme au milieu
d'une vaste mer, est sans cesse chargé
de parties hétérogènes, aqueuses, terrestres, salines, sulphureuses, &c. Les
rayons du soleil, frappant sur la surface de la terre, en attire des vapeurs,
dont les qualités varient suivant les

différens lieux d'où elles font élevées ; ces vapeurs mêlées avec l'air, font corps avec lui, pénétrent avec lui, par nos pores & par nos poumons, dans notre corps, & caufent dans l'économie animale plus ou moins de dérange-ment, à raifon du plus ou du moins de malignité qu'elles contiennent.

Il ne faut pas s'imaginer que l'air abfolument pur fût préférable, pour la fanté, à l'air mixte. L'expérience nous apprend que fur les hautes. monta-gnes, telles que le *Pic de Ténériffe*, le *Puis* * *de Dome*, &c. où l'air eft extrê-mement léger, & où il eft dégagé de la plus grande partie des corpufcules hétérogènes, dont il eft chargé dans. les vallées & les plaines, les hommes ont beaucoup de peine à refpirer, &

---

* Au pied de cette montagne, fituée auprès de Clermont en Auvergne, le Mercure eft fufpen-du dans un tube à environ 27 pouces, tandis que fur le fommet il ne l'eft plus qu'à 23 pouces & demi. Quelle fubtilité n'y a-t-il pas ?

qu'ils y font glacés de froid. Il feroit même très-imprudent pour des per- fonnes qui ont la poitrine foible, de vouloir pénétrer jufqu'au haut ; elles feroient fuffoquées avant que d'y par- venir. Il eft donc néceffaire qu'il y ait des vapeurs mêlées avec l'air , pour en diminuer l'activité & la fubtilité ; auffi le choix d'un air convenable con- fifte , non pas à rechercher un air ab- folument pur , mais à éviter les lieux où il eft trop groffier ou chargé de vapeurs aqueufes & d'exhalaifons malignes.

En général , pour jouir d'une bon- ne fanté , il faut refpirer un air pur , ferein * & tempéré. Afin de rendre plus utiles les régles que nous allons tirer de cette maxime, confidérons les

* Sur-tout qu'on fe reffouvienne bien ici que, par un *air pur* , on n'entend pas une pureté abfo- lue , mais relative ; cette pureté abfolue ne feroit pas moins pernicieufe que la trop grande abondan- ce , ou les mauvaifes qualités des vapeurs dont l'air pourroit être chargé.

qualités & les avantages de l'air par rapport aux vents, aux climats, aux saisons & au choix d'une habitation.

Des vents.

Le vent n'est autre chose qu'un courant d'air plus ou moins agité. La chaleur du soleil raréfie la partie d'air sur laquelle elle agit, la rend moins pesante, lui ôte une partie de son ressort, & l'empêche de résister à l'autre partie d'air condensé : n'y ayant donc plus d'équilibre entre les colonnes raréfiées & les condensées, les plus fortes doivent l'emporter sur les plus foibles ; c'est-à-dire que l'air condensé doit faire effort pour prendre la place de l'air raréfié ; voilà la cause de certains vents réguliers de nord & nord - ouest , qui se font sentir vers les équinoxes , dans cette partie de l'Europe que nous habitons.

Les vents irréguliers ont différentes caufes. La fituation d'une côte , d'une baie , la pofition d'une montagne , d'une forêt , la raréfaction des vapeurs qui font dans l'air , un orage fubit &c. varient à l'infini les vents.

Les quatre principaux vents font l'eft , le fud , l'oueft & le nord ; on les appelle auffi le levant , le midi , le couchant , & le feptentrion.

Ces quatre vents fe fubdivifent en 32 rumbs, connoiffance néceffaire aux marins. Par rapport à la fanté , il fuffit de favoir que chaque divifion des vents participe des qualités du vent principal , dont il approche le plus. Il y a cependant quatre vents intermédiaires, qu'il eft bon de connoître ; ce font le fud - eft , le fud - oueft , le nord-eft & le nord-oueft ; ils contiennent également les qualités des deux principaux , au milieu defquels ils fe trouvent.

La nature des parties du globe fur

lefquelles les vents ont paffé, avant que d'arriver jufqu'à nous, leur communique des qualités toutes oppofées; voilà ce qui les rend tantôt froids ou chauds, tantôt fecs ou humides. Appliquons ce principe à cette partie de la France que nous habitons, & particuliérement à Paris & à fes environs. Le vent eft-il nord? Il eft froid, parce qu'il apporte du feptentrion beaucoup d'acide nitreux. Eft-il eft? Il eft fec, puifqu'il vient des plaines fabloneufes de l'Afie. Eft-il fud? Il eft chaud, parce qu'il apporte avec lui les exhalaifons fulphureufes du midi. Enfin, eft-il oueft? Il eft humide, puifqu'il fe charge, en balayant l'Océan, d'une grande quantité de vapeurs aqueufes.

Par une conféquence naturelle de ce que nous avons dit ci-deffus des vents intermédiaires, le nord-eft eft froid & fec, le nord-oueft eft froid

& humide, le fud eft eft .chaud &
fec , le fud oueft eft chaud & humide.

La nature & le mélange des exhalaifons que les vents apportent avec
eux , contribuent à les rendre falutaires ou nuifibles à la fanté. Ainfi le
vent d'eft , chargé de parties balfamiques & aromatiques de l'Afie , refferre les vaiffeaux , procure une circulation louable, & rend le corps dif-
pos, & l'efprit gai & vif. Le nord,
rempli d'acide nitreux , eft trop
froid, refferre trop les pores & fufpend la tranfpiration ; les perfonnes
d'une complexion délicate doivent
le craindre , & s'en garantir, autant
qu'elles le peuvent. Le vent du midi ,
par la grande abondance de fes fouf-
fres , dilate trop les vaiffeaux , retarde
la circulation & la digeftion, & rend
l'efprit fombre & engourdi. L'oueft,
chargé de vapeurs aqueufes , obftrue

les pores de la peau , cauſe des fluxions , des rhumes , des catarres , & rend l'eſprit lâche & pareſſeux.

Des climats.

En général, il y a trois climats, un chaud , un tempéré & un froid.

Le climat chaud eſt renfermé entre les tropiques , & comprend ce qu'on appelle la zône torride. Sous ce cli-mat la chaleur eſt toujours très-conſi-dérable , & ſouvent immodérée , ſur-tout lorſque le ſoleil paſſe perpendi-culairement ſur la tête des peuples qui l'habitent.

Le climat tempéré eſt renfermé dans l'eſpace qui , de chaque côté de la ſphère , s'étend depuis le tropique juſqu'au cercle polaire. La chaleur eſt bien plus ſupportable dans ce climat , & diminue conſidérablement à pro-portion qu'on s'approche plus du cer-cle polaire. Placés à Paris vers le quarante-neuvième dégré de latitude, nous sommes à-peu-près dans le milieu de ce climat ; température d'air, qui en rassemble presque tous les avantages.

Le climat froid est celui qui se trouve aux deux extrémités de la sphère, dans l'espace que contient chaque cercle polaire ; triste situation, où le ciel pendant plusieurs mois sans soleil, la terre couverte de neiges, la mer glacée & l'air surchargé d'acide nitreux ne présentent qu'horreurs, misères & souffrances ! C'est-là où les liqueurs toujours prêtes à se fixer, n'arrêtent que trop souvent le cours de la vie.

Dans le Pays que nous habitons, c'est-à-dire dans la sphère oblique, où un des pôles est plus élevé que l'autre, la variété des saisons nous fait passer, pour ainsi dire, chaque année par ces différens climats ; c'est par cette raison

que nous renvoyons aux articles des
faifons les régles de fanté qui regardent les climats.

Des faifons.

Il y a quatre faifons ; le printemps,
l'été, l'automne & l'hiver.

Le printemps.

Le printemps eft, fans contredit,
la plus belle faifon de l'année ; le fo-
leil, père de la Nature, commençant
à pénétrer dans le fein de la terre & à
l'échauffer, ranime les arbres & les
plantes, & feme la campagne de fleurs
brillantes ; alors nous fentons couler
dans nos veines un feu nouveau & un
baume délicieux, qui portent jufqu'aux extrémités de notre corps la
foupleffe, la vigueur & la fanté. L'efprit lui-même femble renaître dans
cette belle faifon, & infpirer d'une
maniére plus puiffante ces génies fu-

B vj

périeurs faits pour éclairer les autres.

Le printemps eſt une ſaiſon tempérée, où le froid & le chaud n'ont
rien d'inſupportable.

Cependant, au commencement du
printemps, il régne aſſez ſouvent un
vent de nord-oueſt froid & pluvieux;
mais lorſqu'enſuite le vent tourne à
l'eſt par le nord, on eſt aſſuré d'avoir
un beau temps, & l'air le plus ſain.

Il ne faut pas ſe preſſer de quitter
au commencement du printemps les
habits d'hiver. Quand même il feroit
beau & chaud vers le mois de mai,
il eſt bon de ne ſe découvrir qu'inſenſiblement ; car il arrive ſouvent des
froids ſubits & funeſtes. C'eſt ce paſſage rapide du froid au chaud, & du
chaud au froid, qui, vers l'équinoxe
du printemps, emporte beaucoup de
monde : il eſt vrai que la plus grande
partie de ces victimes prématurées de
la mort ne fait que payer ſon impru-

dence. La tranfpiration infenfible fubitement arrêtée obftrue les pores
de la peau , fait refluer les humeurs
dans la maffe du fang, la corrompt,
& caufe mille incommodités , comme
obftructions , catarres , maux de gorge , efquinancies , fluxions de toutes
les efpéces , goutte , &c.

Le printemps eft la vraie faifon
propre à goûter à la campagne l'air
le plus falubre ; tout y appelle un
homme qui a foin de fa fanté , pour
peu qu'il foit libre de difpofer de fon
temps. La terre par fes fleurs , les
oifeaux par leur ramage , tout ranime
les fens , tout porte dans l'ame la paix
& la gaieté.

Il faut boire dans le printemps un
peu plus que dans l'hiver , & tremper davantage fon vin , parce que la
tranfpiration devenant plus confidérable , le fang fe trouveroit bientôt
défféché & appauvri.

Il est dangereux de se promener sa tête découverte au soleil du mois de mars; la chaleur succédant subitement aux rigueurs de l'hiver, dissout les humeurs, & occasionne des fontes-d'eau désagréables, qui peuvent avoir des suites.

Le printemps est la saison des plaisirs & des amours; c'est le temps où les passions se font sentir avec plus de vivacité, & où il est plus essentiel de les modérer.

L'été.

En été, la chaleur raréfiant l'air, relâche les parties solides, & met en mouvement les humeurs. L'action des rayons du soleil & les souffres qui viennent du midi, élargissent les pores de la peau, par où l'air extérieur entre facilement avec tous les corpuscules dont il est chargé, & procurent une transpiration violente, & souvent

des fueurs furabondantes : delà la digeftion eft troublée, la réaction des
folides fur les liquides eft altérée, la
circulation du fang eft rallentie, la
tête eft affaiffée, le corps eft affoibli
& l'efprit languit. Les maladies ordinaires dans cette faifon, font les putrides.

Il faut en été fe couvrir d'étoffes
fort légères & fraîches ; cependant il
eft néceffaire, fur-tout fur les ports de
mer, de prendre vers la fin du jour, des
habits plus chauds, lorfque les foirées
font froides.

Il eft dangereux de fe promener
long-temps le foir au ferein, & plus
dangereux encore d'y refter expofé
affis & fans mouvement. Le ferein eft
une vapeur froide, qui bouche les pores & caufe beaucoup de maladies.

Il faut remarquer qu'il y a plus de
ferein quand le ciel eft pur, que lorfqu'il eft chargé de nuages, parce que

les vapeurs font également répandues dans un air pur, au lieu qu'elles font ramaffées quand il y a des nuages dans l'air ; c'eft par cette raifon que l'air péfe davantage quand il paroît pur, que dans les temps de nuages & de brouillards. C'eft encore à tort qu'on dit que le ferein tombe le foir ; il ne tombe pas, mais il s'éleve de la terre.

Dans l'été, il faut faire moins d'exercice que dans toute autre faifon, particuliérement pendant la groffe chaleur du jour. La trop grande fueur & la tranfpiration furabondante ne peuvent qu'affoiblir confidérablement, & caufer beaucoup de maux.

En été, quand l'air eft étouffant & prefque fans reffort, ce qui arrive furtout un peu avant les orages, il eft falutaire de fe frotter les mains de vinaigre, d'en porter au nez, ou d'en répandre un peu dans l'appartement qu'on habite ; on en refpirera plus facilement & plus agréablement.

Quand on a fait quelque exercice, & qu'on est en sueur, ou même que la transpiration est abondante, il est pernicieux de rester, sur-tout assis, dans un appartement percé de deux côtés opposés, & dont les fenêtres ou portes sont ouvertes. Cette mauvaise méthode de rafraîchir ainsi les appartemens, particuliérement quand les ouvertures sont, l'une au midi & l'autre au nord, est, on ne peut pas plus dangereuse, même pour ceux qui n'auroient fait aucun exercice. De combien d'accidens funestes cette délicatesse mal-entendue des gens sans expérience & sans raisonnement, n'est-elle pas tous les jours suivie ? Combien de rhumes, de fluxions &c. ne produit-elle pas tous les ans ?

Les Espagnols & les Italiens nous apprennent qu'il faut, pour n'être pas incommodé de la chaleur, fermer

bien exactement les appartemens ,
avant que le soleil ait de la force ; c'eſt
une méthode que l'on n'entend point
à Paris : on y veut tout ouvert, au
riſque d'être étouffé par l'air chaud
qui entre du côté du midi , ou incommodé par l'air froid qui vient du côté
du nord.

En général , ouvrez votre appartement lorſque vous en ſortez ; mais
qu'il ſoit fermé quand vous y êtes
tranquille. Il eſt pernicieux d'en tenir
quelque croiſée ouverte la nuit , pendant le ſommeil. Il eſt encore très-
dangereux d'aller , en ſe levant , s'expoſer en chemiſe à la fenêtre , ſous
prétexte de prendre l'air. La tranſpiration ſubitement arrêtée peut cauſer
de grands maux.

Il eſt bien imprudent , quand on a
chaud en été , de s'aſſeoir ſur du mar-
bre ou ſur de la pierre ; les Dames,
ſur-tout dans certains temps , doivent

faire la plus grande attention à cette régle de santé.

Quand on a fait de l'exercice & qu'on fue, il ne faut pas fe repofer trop fubitement : au contraire, il eft néceffaire de marcher doucement pendant un certain temps, afin de rallentir peu à peu le mouvement du fang, & des folides ; c'eft le moyen de fe garantir des fluxions, pleuréfies, &c. & d'éprouver beaucoup moins de fatigue.

Il eft bon auffi, quand on a fait beaucoup d'exercice, de changer de linge, & de fe faire frotter avec de la flanelle : quand on n'a pas la commodité de changer de linge, on doit boire un verre de vin pur, qui ne foit ni à la glace, ni trop frais.

Les bains froids, pris en été avec précaution, c'eft-à-dire le matin ou le foir avant le fouper, ne peuvent qu'être très-falutaires.

On mange beaucoup moins en été que dans les autres saisons : c'est une raison de plus pour être extrêmement circonspect sur la qualité des alimens. Les viandes trop solides & les assaisonnemens échauffans sont alors pernicieux. La Nature, dans la distribution de ses dons, nous montre la régle que nous devons suivre. En été nos jardins sont remplis d'herbes rafraîchissantes, & de fruits fondans & aqueux ; usons-en avec modération.

En été, les habitans des Pays les plus chauds dînent légérement, & ne mangent que des viandes peu nourrissantes & faciles à digérer : le soir ils ne prennent que des glaces ou des fruits rafraîchissans : telle est la conduite que nous devons garder relativement à la chaleur du Pays que nous habitons ; il faut cependant se modérer par rapport aux fruits, sur-tout aux prunes.

En été, il faut boire beaucoup aux repas ; le vin bien trempé, la biére, le cidre font des boiſſons ſalutaires. A la fin du repas on peut boire un ou deux verres de vin pur, afin de rappeller la chaleur qui s'échappe continuellement du centre à la circonférence, & fortifier la machine.

Il ne faut pas s'accoutumer à faire uſage, entre les repas, de boiſſons rafraîchiſſantes, telles que l'orgeat, les eaux de verjus, de limon, la biére, &c ; elles énervent l'eſtomac, troublent la digeſtion, diſſolvent le ſang, & provoquent des ſueurs qui affoibliſſent.

Par rapport aux glaces, je n'ai ici d'autre conſeil à donner en général, ſinon de ſuivre l'uſage que l'on a adopté, lorſqu'on ne s'en trouve pas incommodé ; quand bien même cette habitude auroit quelques inconvéniens, ç'en ſeroit peut-être un bien

plus grand de vouloir la changer fubitement : en tout il ne faut pas pafier
brufquement d'un régime à un autre ;
ainfi ceux qui n'ont jamais bu à la
glace ni pris de glaces, agiroient très-
imprudemment s'ils vouloient en faire
tout-à-coup un ufage journalier, comme il y auroit à craindre pour ceux
qui en ont l'habitude, de vouloir la
perdre fans gradation. Quand on veut
changer de régime, il faut s'y prendre
de loin, & s'accoutumer infenfiblement au nouveau genre de vie.

En général, les glaces rafraîchiffent
d'abord les parties du corps par où
elles paffent ; mais enfuite elles échauffent & fortifient l'eftomac. Qu'on ne
s'étonne pas d'entendre dire que les
glaces échauffent : les liqueurs ne fe
congélent qu'à force de fel ou d'acide
nitreux, parce que leurs pointes bouchant les interftices, en arrêtent la
fluidité ; or le fel & l'acide nitreux

échauffent : l'expérience feule le démontre. Prenez en hiver de la neige, & frottez-vous-en les mains ; un inftant après vous y fentirez une chaleur qui ira jufqu'à la cuiffon.

L'automne.

Cette faifon efta ffez tempérée. Dans la partie feptentrionale de la France, il fait affez ordinairement beau pendant l'automne, à moins que le vent d'oueft ne nous apporte des pluies longues & froides. Les maladies putrides font fort communes dans cette faifon, fur-tout lorfque la chaleur eft grande & qu'il pleut fouvent.

L'automne eft le temps de la bonne chair & des maladies : le gibier, la volaille, les fruits, tout eft excellent ; tout eft dans fa maturité ; c'eft dommage que notre eftomac, énervé par les grandes chaleurs de l'été, ne foit pas affez vigoureux pour digérer tant de bonnes nourritures. Que faut-il donc faire ? Se ménager beaucoup sur la quantité & sur la qualité des alimens ; sans cette précaution on court risque d'avoir des fiévres longues & opiniâtres, qui dérangent les meilleures constitutions. Il ne faut pas faire trop d'usage des fruits de cette saison ; l'abondance de phlegme dont ils sont remplis, les rend très-fiévreux.

Pendant cette saison, il n'est pas nécessaire de boire autant qu'en été ; un verre de vin pur par-dessus les fruits ne peut qu'être salutaire.

Il ne faut pas en automne se livrer à de trop violens exercices ; le corps exténué par les grandes & continuelles transpirations de l'été, n'a pas assez de forces pour soutenir des fatigues pénibles : c'est cependant le temps de la chasse ; je le sais, & je n'en conseille pas moins, sur-tout à ceux qui,

tranquilles

tranquilles habitans de nos villes pendant les trois quarts de l'année, vont dans cette faison fe divertir à la campagne, de fe ménager fur cet exercice; un homme de robe affis du matin au foir fur les fleurs de lis, un financier occupé toute la journée à calculer, & un homme de lettres courbé avant le jour fur fes livres, doivent chaffer avec beaucoup de modération, afin de ne pas faire d'un délaffement une fource de maux.

L'automne eft le temps de l'année le moins propre pour l'étude : les cf-prits animaux diffipés par les grandes chaleurs de l'été, fe refufent à l'ima-gination, à la réflexion, à l'applica-tion; auffi cette faifon eft-elle un temps de vacances pour prefque tous les états.

En automne, il faut commencer à fe couvrir de bonne heure, & repren-dre infenfiblement les habits d'hiver.

Les fiévres fréquentes dans cette saison, font ordinairement caufées par
la fraîcheur des matinées & des foirées, & par les brouillards qui inter-
ceptent la tranfpiration : on les évi-
tera, en prenant du quinquina,
foit en bol, foit infufé dans du
vin, dès qu'on fent du dégoût ; le
vin d'abfinthe eft encore fort falutaire
pour éloigner ces maladies, plus faciles à prévenir qu'à guérir.

L'hiver.

L'hiver eft, pour ainfi dire, l'image
de la mort : toute la Nature fe reffent
de l'éloignement de l'aftre qui l'é-
chauffe & la vivifie ; les aquilons dé-
chaînés, les fleuves arrêtés dans leur
cours, les arbres dépouillés, les fleurs
deffechées, le concert des oifeaux interrompu, tout annonce le deuil & la
trifteffe : l'homme lui-même fe reffent
de la cruauté de la faifon ; chaffé de la

campagne , il se renferme chez lui ,
pour végéter au coin du feu ; plus de
promenades : menacé de rhumes , de
fluxions, il n'ose s'exposer à la rigueur
de l'air : surchargé d'habits , il se traîne
avec peine : resserré par le froid , un
frissonement continuel semble lui an-
noncer à chaque instant une destruc-
tion prochaine. Les maladies de cette
saison sont inflammatoires.

Les vents qui régnent communément en hiver , sont le nord , le nord-
ouest & le nord-est : le premier donne de la gelée , le second de la pluie ,
le troisième du beau temps.

Quelquefois , après une longue &
forte gelée , il vient tout-à-coup un
vent de midi chaud , qui occasionne
un faux dégel : de tous les temps de
l'hiver, c'est le plus mal-sain ; le passage
subit du froid à cette chaleur extraor-
dinaire, ouvre les pores , & excite une
transpiration abondante , qui , arrêtée

quelques jours après, par le retour d'un vent de Nord, cause beaucoup de maladies.

En hiver, la peau est resserrée, les vaisseaux sont rétrécis, les humeurs sont visqueuses, la transpiration est diminuée, la circulation est augmentée, l'action & la réaction des liqueurs & des solides sont fortifiées, le corps est plus vigoureux & propre au travail, l'esprit enfin est plus vif & plus capable d'application.

En hiver, il faut se tenir chaudement, sur-tout les pieds & les jambes, afin de rappeller le sang aux extrêmités & d'entretenir une louable circulation : il faut avoir particuliérement les pieds secs ; l'humidité cause, outre des rhumes, des corps & des durillons fort douloureux, & très-difficiles à extirper.

Il ne faut jamais se coucher quand on a les pieds froids ; rien ne trouble tant le fommeil, & ne nuit plus à la digeftion : un moyen fûr pour les échauffer promptement, c'eft de les tremper dans l'eau chaude. En général, la meilleure méthode pour fe réchauffer promptement, c'eft de prendre un bain chaud.

Il feroit très-falutaire, en hiver, d'avoir la tête couverte ; mais comment réfifter à la mode, qui veut qu'un homme porte un chapeau fans en faire ufage, & que les femmes ayent tout au plus quelques fleurs fur la tête ? Un François peut-il méprifer une loi auffi refpeƈtable ?

Il faut pefer les avantages & les défavantages d'une mode, avant de l'adopter ou de la rejetter. Un homme dont les cheveux font artiftement accommodés, & qui a la tête nue, a l'air plus galant ; une femme bien coëffée en cheveux, en eft plus piquante; voilà les avantages : mais avec de pareilles coëffures on s'expose aux rhumes , aux fluxions de toutes les espéces , on perd les dents , on s'affoiblit la vûe , on devient sourd, & l'on voit sa mémoire diminuer de jour en jour ; voilà les désavantages ; qu'on choisisse à présent.

Il faut ajouter , par rapport aux femmes , que l'usage du rouge leur occasionne beaucoup de maux d'yeux, parce que cette poudre , bouchant les pores de la peau des joues , empêche la transpiration des humeurs , qui se jettent sur les paupières , & souvent attaquent le globe de l'œil.

Le feu & les habits mollets sont deux bons moyens pour se garantir du froid.

Le feu fait dans une cheminée avec du bois, est le plus sain de tous. L'usage des mottes , de la tourbe & du charbon de terre a de grands inconvéniens.

Quand on est obligé de se servir de

poële , il faut préférer ceux de terre à ceux de fonte. Les poëles font bons dans les falles à manger : quand on en fait ufage , il eft falutaire de laiffer introduire de temps en temps l'air extérieur, par le moyen d'une petite fenêtre pratiquée vers le haut du plafond , afin de renouveller l'air intérieur. Le grand défaut des poëles eft de deffécher l'air d'un appartement : on remédie à cet inconvénient , en mettant fur le poële un vafe plein d'eau, de la grandeur du deffus du poële ; l'eau , en s'évaporant à raifon du plus ou du moins de feu , préviendra cette trop grande féchereffe.

Le feu de charbon eft pernicieux & mortel , particuliérement dans une chambre exactement fermée ; celui de braife ne l'eft guère moins, fur - tout quand elle a été gardée dans des caves remplies de falpêtre.

Les habits les plus lourds ne font

pas les plus chauds ; ils chargent, fatiguent, & ne donnent aucune chaleur : le velours n'eſt chaud qu'aux
yeux ; le drap & le molleton doublés
de quelque bonne étoffe ſoyeuſe, ſont
propres à entretenir une louable tranſpiration.

Le luxe a introduit en France, depuis quelques années, les fourrures :
utiles à quelques vieillards, chez qui les
chaleurs naturelles ſont preſqu'étein-
tes, elles nuiſent aux jeunes gens,
qu'elles énervent, en les faiſant trop
tranſpirer, ſur-tout quand ils en font
doubler leurs veſtes.

On doit à-peu-près penſer de même
de ces petites camiſoles de flanelle,
que bien des gens portent en tout
temps ſur la peau : bonnes pour faire
tranſpirer-les goutteux, & ceux qui
ont des ſciatiques, particuliérement
quand ils ſont forts & gras, elles affoibliſſent les jeunes gens, & énervent

ceux qui font d'une foible complexion.
Je me fouviens d'en avoir fait ufage
autrefois, pour me conformer à la
mode ; mais je n'ai pas été long-temps
à m'appercevoir qu'elles me deffé-
choient fenfiblement ; auffi les ai-je
promptement quittées : je m'en fers
cependant utilement, lorfque la tranfpiration interceptée m'annonce un
rhume ou quelque fluxion ; mais auffi-
tôt que la tranfpiration eft rétablie,
ce qui eft l'affaire de trois ou quatre
jours, je quitte le reméde, de peur
qu'il ne m'affoibliffe trop, & qu'une
autre fois l'habitude m'empêche d'en
reffentir les bons effets.

L'ufage des manchons ne me paroît
pas fans inconvéniens : s'ils entretiennent la chaleur des mains & de l'eftomac, l'attitude forcée qu'ils font prendre, en rapprochant les bras & les
épaules ; refferre la poitrine, gêne la
refpiration & peut caufer bien des

incommodités. Je ne crois pas d'ailleurs qu'il foit fort fain de tenir l'eftomac plus chaudement que les autres parties du corps : des gants fourrés garantiffent les mains du froid, & laiffent plus d'aifance pour marcher. Rien de plus dangereux que d'avoir les mains dans un manchon, lorfqu'on defcend un efcalier, ou que l'on marche fur un pavé gliffant & couvert de glaces : comment fe retenir, fi l'on vient à gliffer ?

S'il eft bon de fe tenir chaudement en hiver, il n'eft pas moins dangereux de pouffer trop loin cette attention : il ne faut qu'un coup de vent pour donner un rhume ou une fluxion à une perfonne qui eft toujours dans un appartement très-chaud, ou qui ne fort que dans une voiture bien fermée. On s'étonne tous les jours de voir les gens les plus recherchés mourir de fluxions de poitrine, & l'on ne comprend pas comment elles ont pu les gagner : on ignore apparemment que le moindre brouillard, le simple passage d'un appartement dans un autre, ou d'une cour, suffisent pour saisir de froid ces esclaves de la mollesse.

Il faut s'accoutumer insensiblement au froid, & profiter de tous les momens de beau temps pour se promener ; une fois endurcis, on brave impunément la rigueur de la saison.

Il est très-salutaire, en hiver, de faire de l'exercice, pourvu qu'on ait soin, quand on est échauffé, de ne pas rester exposé à l'air, & de ne pas se refroidir subitement.

Ceux qui voyagent pendant l'hiver, soit à pied, soit à cheval, s'imaginent, quand ils ont bien froid, s'échauffer en buvant de l'eau-de-vie ; mais cette boisson leur devient funeste : en rappellant au centre la chaleur qui n'eft déja que trop concentrée , les extrémités fe glacent promptement au point qu'on a fouvent trouvé de ces fortes de gens morts fubitement.

Ceux qui voyagent à cheval doivent , quand ils ont froid , defcendre de cheval , & marcher pendant un certain temps , afin de rappeller le fang aux extrémités , & d'entretenir une louable circulation.

Quand on a un grand froid, foit aux mains , foit aux pieds , foit au vifage , il faut bien fe donner de garde de s'approcher fubitement d'un grand feu : cette extrémité oppofée cauferoit des cuiffons douloureufes ; il vaut bien mieux fe réchauffer infenfiblement , fur-tout par le moyen de quelqu'exercice modéré.

S'il arrivoit qu'après avoir été long-temps expofé au grand froid , on fe trouvât quelque membre gelé , il faudroit auffi-tôt le mettre dans la neige , ou dans la glace pilée : au défaut de l'un & de l'autre, on enfoncera le membre gelé dans un mélange de sel, de cendre & d'eau ; sans cette précaution, on risqueroit de le perdre.

L'appétit est plus considérable pendant l'hiver, que pendant l'été ; aussi doit-on manger davantage : on peut même faire usage des alimens solides : il faut cependant prendre garde de se livrer trop à son appétit ; la dissipation des humeurs n'étant pas considérable pendant les grands froids, & le sang étant ordinairement fort visqueux , l'excès dans le manger pourroit produire des maladies fâcheuses & malignes.

C'est une erreur de croire qu'on puisse se livrer, en hiver, à l'usage du vin pur & des liqueurs fortes ; la chaleur étant concentrée au dedans , ce seroit jetter de l'huile sur le feu : il faut au contraire faire usage de boisfons délayantes & rafraîchiffantes. Le vin bien trempé, la biére & le cidre léger, amortiffent la violence de ce feu caché dans nos entrailles, & le forcent de fe répandre par toute l'habitude du corps. On peut cependant prendre avec modération un peu de vin pur, afin de fortifier l'eftomac & de ranimer la circulation.

Si l'hiver eft le temps du travail & de la peine, il eft auffi celui des plaifirs : la fociété plus ramaffée que dans les autres faifons, offre dans les affemblées, les danfes, les fpectacles, le jeu & la table, des amufemens capables de nous diftraire des occupations, lorfqu'on s'y livre fans excès.

Du choix d'une habitation.

Si l'air, comme nous l'avons dit au commencement de ce Chapitre, pénétre dans nos corps, non-feulement par le nez, la bouche, la trachée-artère & le poumon, mais encore par les pores de la peau, il n'eſt pas moins certain qu'il n'y entre pas ſeul : rempli des vapeurs dont il eſt imprégné, il nous tranſmet leurs qualités bénignes ou malfaiſantes ; combien de maladies cruelles les dernières ne nous communiquent-elles pas ? Tant de maladies épidémiques, la peſte elle-même, ne prouvent que trop cette vérité ; mais hâtons-nous d'éloigner des yeux de nos lecteurs ces triſtes & dégoûtans tableaux.

En général, par un air ſain, on entend un air pur, ſec, tempéré, & qui n'eſt chargé ni de vapeurs nuiſibles, ni d'exhalaiſons putrides.

1°. L'air, pour être ſain, doit être pur ; non en ce ſens qu'il ſoit abſolument dégagé de tout corps hétérogène ; car, comme nous l'avons déja prouvé, en le ſuppoſant, par impoſſible, tel, nous ne pourrions pas y vivre ; mais il faut qu'il ne soit pas chargé de vapeurs trop aqueufes ou trop groffières , & qu'il conferve fon reffort ; d'où je conclus qu'il ne faut pas choifir fon habitation fur une montagne trop élevée. Ce précepte regarde particuliérement les perfonnes d'un tempérament délicat , & qui ont la poitrine foible.

2°. Par la féchereffe , on entend un air chargé d'une certaine quantité de particules falines & balfamiques, d'une bonne qualité; tel eft celui des collines qui regardent l'eft & le nord-eft : cependant , pour que l'air foit falubre , il ne faut pas qu'il renferme une trop grande quantité d'acide nitreux ; car en fe mêlant avec le fang , il exciteroit une prompte & violente effervefcence , d'où il réfulteroit des pulmonies , des inflammations & des diffenteries. Cette grande féchereffe ne peut convenir qu'aux tempéramens phlegmatiques & replets , & à certains asmatiques. Il ne faut donc pas choisir son habitation sur une montagne qui regarde le nord , ou le nord nord-est.

3°. Par la température de l'air , on entend celui qui n'est ni trop froid , ni trop chaud. Le grand froid condense l'air , le rend trop pesant & trop élastique : son action sur nos corps est alors de resserrer & de boucher les pores de la peau , de rendre les humeurs visqueuses , de les congeler même ; ce qui les empêche de pouvoir suivre les voies de la transpiration , dont la suppression cause des rhumes , des pleurésies , & toutes sortes de maladies inflammatoires : d'un autre côté la trop grande chaleur , diminuant la pesanteur & l'élasticité de l'air , ouvre considérablement les pores , occasionne la raréfaction des humeurs , relâche les fibres , & procure une surabondance de tranfpiration capable d'altérer la fanté & d'épuifer les forces, fur-tout fi l'on eft d'un tempérament foible. D'après ces deux obfervations, il eft aifé de conclure qu'il faut choifir, pour l'été, un appartement expofé vers l'eft, & pour l'hiver, au fud-eft, ou même au midi.

4°. Pour qu'un air foit bon, il faut qu'il ne foit pas chargé de vapeurs nuifibles ; la grande humidité de l'air eft très-contraire à la fanté : en obftruant les pores de la peau, elle arrête la tranfpiration ; les humeurs accumulées refluent dans la maffe du fang, & fe dépofent dans quelque partie du corps : voilà d'où viennent les fluxions de toutes les efpéces, les efquinancies, les fiévres, les rhumes, les rhumatifmes, &c.

On reconnoîtra aifément la trop grande humidité de l'air, lorfqu'on voit dans un appartement les plafonds fe gâter, les boiſeries ſe pourrir, le pain ſe moiſir, le ſel & le ſucre ſe fondre, le fer & l'acier ſe rouiller, &c.

Il eſt donc pernicieux d'habiter auprès des marais, au bord des étangs, derrière une forêt, & dans une maiſon placée au milieu de foſſés remplis d'eau : quoique le voiſinage des rivières ſoit moins nuiſible, parce que les eaux qui coulent ſont moins malſaines que celles qui croupiſſent, cependant on agira ſagement en s'en éloignant. Il eſt bon auſſi de ne pas habiter un appartement expoſé à l'oueſt ; l'humidité y eſt immanquable.

C'eſt bien pis, lorſque ces vapeurs ſont mêlées de ſels & de ſoufres nuiſibles ; ce qui arrive aſſez ordinairement, parce que l'humidité diſſolvant les ſels & les ſoufres, les tranſmet avec elle dans l'air : ces parties ſalines & ſulphureuſes émanées, ſoit des

minéraux, soit des végétaux en fermentation, voltigeant dans l'air, pénétrent nos corps, & y déposent leurs
mauvaises influences ; delà viennent
ces maladies malignes & épidémiques,
qui affligent continuellement des cantons entiers : ces terres qui dévorent
leurs habitans méritent - elles d'en
avoir ? Combien n'est-il donc pas essentiel de choisir son habitation loin
des marais où l'on trouve la tourbe,
le charbon de terre , beaucoup de vase , & sur-tout loin des mines en général , & en particulier de celles d'où
l'on tire le mercure & le cuivre.

5°. Enfin un air sain ne doit point
être chargé d'exhalaisons putrides. Le
mouvement insensible des parties d'un
corps est le premier principe de la
putréfaction : ce mouvement interne
fait agir les parties humides sur les solides ; les sels & les soufres , qui sou-
tenoient ces solides , se dissolvent, en-

trent en fermentation , & produifent
la corruption. Les parties falines &
fulphureufes , ainfi fubtilifées par l'action de la fermentation , s'élevent , fe
mêlent avec l'air , & forment aux environs des corps putréfiés une athmof-
phère, qui fe répand infenfiblement au
loin : l'air imprégné de ces corpufcules putrides , les introduit dans nos
corps ; voilà l'origine d'une infinité
de maladies malignes , telles que le
pourpre , la petite-vérole , la fuette,
la pefte même : il faut donc prendre
garde d'habiter près des boucheries
des hôpitaux , des cimetières , & des
marchés remplis d'herbes pourries , de
poiffons gâtés ; il faut auffi s'éloigner
des tanneurs , des mégiffiers , des cardeurs de laine , des maréchaux , &c.

Après les réflexions & les obfervations que nous venons de faire , fur
les différentes qualités des corpufcules , dont l'air peut être chargé , il eft

aiſé de ſe déterminer pour le choix
d'une habitation.

La maiſon la plus ſaine, ſera celle
qui ſe trouvera bâtie à mi-côte, ſur
un terrein ſabloneux ou pierreux,
éloigné des forêts, des marais & des
mines, expoſé entre l'eſt & le midi,
& qui préſente un aſpect riant : le milieu de la montagne de Montmartre,
du côté qui regarde Paris, raſſemble
tous ces avantages, & ne laiſſe rien à
déſirer pour l'agrément & pour la ſa-
lubrité.

Ces mêmes réflexions ſervent encore à décider la queſtion, ſi l'on doit
préférer la campagne à la ville.

La campagne, quand on prend les
précautions que nous venons d'indiquer, a mille avantages, dont il eſt
impoſſible de jouir dans les villes,
ſur-tout dans les grandes : ſérénité de
l'air, aſpect amuſant, payſages agréables, promenades faciles, liberté,

commodités pour la vie, tout concourt à entretenir la paix de l'ame & la santé du corps ; avec des amis & des livres, comment n'y pas couler des jours délicieux ?

Dans les villes, particuliérement dans les capitales, à peine respire-t-on un air chargé de mille exhalaisons nuisibles, produïtes par la transpiration des hommes & des animaux, par la proximité des hôpitaux, cimetières, boucheries, tanneries, marchés, par la boue noire, grasse & remplie d'urines, &c. enfin par la fumée, spécialement par celle de la tourbe (dans les endroits où l'on en brûle), des forges des maréchaux & des autres ouvriers en métaux : si, à ces inconvéniens indispensables, on ajoute les affaires, le cérémonial gênant des sociétés, les intrigues, les plaisirs, & l'oisiveté des villes, que de motifs pour préférer la campagne !

Il n'eſt pas permis à tout le monde
de ſe livrer aux agrémens d'une vie
champêtre : il y a des états & des arts
qui exigent une réſidence continuelle
dans les villes ; alors il faut, autant
qu'il eſt poſſible, en diminuer les incommodités, en ſe procurant une habitation dans le meilleur air, & dans
le plus riant aſpect.

Les gens qui ſont abſolument obligés d'habiter ſur les bords de l'eau,
comme les tanneurs, les mégiſſiers,
les teinturiers, les blanchiſſeuſes, &c.
doivent faire élever le rez-de-chauf-
ſée de leurs maiſons au moins de deux
pieds, les tenir le plus ſéchement qu'il
eſt poſſible, y faire ſouvent du feu,
même en été, y procurer un libre accès & une eſpéce de circulation à l'air,
& coucher dans l'étage le plus élevé :
le travail fort & continuel leur eſt néceſſaire, afin d'entretenir la tranſpiration, qu'ils pourront encore aider,

en

en se faisant frotter tous les jours avec de la flanelle chaude. Ils feront bien aussi d'user par préférence d'alimens chauds, & assaisonnés d'épices & d'aromates : ils pourront faire assez souvent usage de vin pur, & même de temps en temps de liqueurs spiritueuses, pourvu qu'ils n'en fassent point excès.

L'air qui a passé par nos poumons, & qui est chargé des corpuscules qui sortent continuellement de nos corps, par la voie de la transpiration insensible, perd son ressort, & se corrompt promptement, s'il n'est souvent renouvellé : ainsi, pour rendre sains les appartemens où il se tient ordinairement beaucoup de monde, il faut leur donner une élévation convenable. C'est sans doute autant pour la salubrité de l'air, que pour la décoration, que nos anciennes Eglises sont si élevées, & que les apparte-

mens des vieilles maisons sont si spa-
cieux & si hauts. Nos pères avoient
moins de commodités que nous dans
leurs appartemens, sans doute parce
qu'ils avoient moins de besoins ; mais
l'étendue & l'élévation de leurs salles
& de leurs chambres les rendoient
très-saines ; pour nous, nous habitons
des petites lanternes, dont les murs
minces & percés de tous les côtés laissent aisément pénétrer le froid de l'hiver, & la chaleur de l'été, & dont le
peu d'élévation est cause que nous
repompons, par l'inspiration & par nos
pores, tous les corpuscules qui étoient
déja sortis de nos corps.

Chez les Romains, la forme des
grands édifices publics, & des appartemens des riches particuliers où l'on
s'assembloit en commun, & sur-tout
les salles à manger, étoit admirable,
pour entretenir le ressort & la salubrité de l'air. Ces bâtimens fort éle-

vés étoient terminés par une coupole, dont les côtés étoient à jour ;
souvent même le milieu du dôme étoit
totalement ouvert : l'air émoussé &
corrompu, qui sort des poumons,
& qui se charge des corpuscules de la
transpiration, étant plus léger que l'air
pur, s'élevoit facilement au haut de
ces sortes d'appartemens, gagnoit le
dôme, sortoit librement, & laissoit
jouir l'assemblée ou les convives d'un
air agréable & sain. Je sais bien que
ces ouvertures, pratiquables dans un
climat aussi beau & aussi tempéré que
celui de Rome, seroient dangereuses
dans cette partie de la France, où les
hivers sont froids & longs, & les pluies
fréquentes ; mais en garnissant les coupoles de fenêtres susceptibles d'être
ouvertes à volonté, nous jouirions
de leurs avantages sans en craindre
les inconvéniens.

Les dômes de quelques-unes de nos
D ij

Eglises paroissent être de pures déco-
rations : cependant on pourroit en tirer un grand parti pour la salubrité de
l'air : pour cet effet, il n'y auroit qu'à
pratiquer des croisées dans ceux qui
sont totalement fermés, & rendre les
fenêtres des autres faciles à ouvrir.
Je m'étonne qu'on n'ait pas encore
pensé à ces sortes de coupoles pour
les spectacles, ces salles si renfermées,
& où, jusques dans les jours les plus
froids de l'hiver, on ne respire qu'un
air extrémement échauffé, puant, corrompu, & par conséquent très-mal-
sain. Pourquoi ne pas former, au-dessus du parterre & de l'amphithéâtre
une voussure ovale, qui finiroit au milieu par une coupole garnie de fenêtres faciles à ouvrir ? Qu'on se rap-
pelle que chez les Romains, ce peuple si recherché & si magnifique dans
les spectacles, le milieu de la scène
étoit totalement à découvert,

Quels avantages ces dômes à lanterne ne procureroient - ils pas aussi aux sallons d'assemblée, aux salles à manger, & aux cuisines des grandes maisons ? Nous voyons, par le plan de l'Ecole Royale militaire, que la cuisine de cet hôtel sera conforme à nos observations.

C'est sur-tout dans les hôpitaux que ces sortes de coupoles sont essentielles. La forme la plus convenable pour renouveller l'air de ces maisons ne paroît être celle-ci : bâtissez sur un raiz-de-chaussée elevé, deux grandes salles, qui se coupent par leur milieu, en forme de croix : au-dessus de leur jonction, élevez une de ces coupoles, dont nous venons de parler ; elle servira à purifier les quatre parties de ce bâtiment. Pour la rendre plus efficace, 1°. Il faut construire le dessus de vos salles en ceintre ; mais de telle façon que, depuis l'extrémité de

chaque pignon jufqu'à la coupole ;
cette efpéce de voûte s'éleve toujours
d'environ deux pouces par toife, afin
de former une efpéce de plan incliné
renverfé, qui conduife l'air impur vers
la coupole : 2°. pour lui faciliter cette
voie, il eft néceffaire de pratiquer à
chaque pignon, immédiatement au-
deffous du ceintre, une fenêtre auffi
large que le pignon même, afin qu'en
l'ouvrant de temps en temps, l'air extérieur chaffe les vapeurs contagieufes
vers la coupole : 3°. les croifées des
parties latérales des falles doivent être
le plus haut qu'il eft poffible, & prendre même leur naiffance au commencement du ceintre ; par ce moyen on
pourra les ouvrir fouvent, même en
hiver, fans craindre que l'air extérieur frappe fur les lits des malades :
4°. enfin, on placera dans le milieu
de la coupole un gros poële, dont on
élevera le tuyau perpendiculairement,

pour le faire fortir par le milieu de la lanterne. Ce poële, en raréfiant l'air impur qui s'éleve continuellement fous le dôme, augmentera le reffort de celui qui viendra des fenêtres ouvertes, & fur-tout de celles des pignons, & lui donnera affez de force pour chaffer promptement toutes les vapeurs malignes.

L'hôpital de S. Louis eft le feul à Paris, où l'on ait penfé à la falubrité de l'air : on y voit de ces coupoles fi effentielles dans les falles des malades. C'eft avec plaifir que j'en ai remarqué une dans le bâtiment de l'Ecole Royale militaire, où font actuellement les jeunes éleves, & qui eft deftiné, après l'exécution totale de l'hôtel, pour fervir d'Infirmerie. En élevant un peu le raiz-de-chauffée, en bouchant les croifées d'en bas, en fupprimant le plancher qui fépare le raiz-de-chauffée du premier, & en élevant un peu plus le dôme , pour lui faciliter de plus grandes ouvertures , on rendroit l'air de cette infirmerie susceptible d'être très-facilement renouvellé.

Il est certain que , pour purifier l'air des appartemens , des salles d'hôpitaux , des cales & des entre-ponts des vaisseaux , des carrières , des mines , &c. il n'y a pas de moyen plus sûr que de le renouveller souvent ; c'est aussi pour cet effet que l'on a imaginé plusieurs soufflets également propres à chasser l'air corrompu , & à introduire l'air du dehors : le Ventilateur de M. *Hales* mérite , à juste titre , l'avantage sur toutes ces inventions. J'en parlerois même ici plus au long , tant sur sa construction que sur son usage , si M. *Duhamel du Monceau* n'en avoit pas donné (pag. 106 & suivantes , & planche II. *des moyens de conserver la santé aux équipages des vaisseaux*) une description sur laquelle il fera aifé de le conftruire : j'y renvoi: ceux de mes Lecteurs qui feroient curieux de le faire exécuter fous leurs yeux.

On fe fert auffi fort avantageufement du feu, foit à découvert, foit dans les poëles, pour renouveller l'air dans les carrières, dans les mines, dans les puits profonds, dans les cales & entre-ponts des vaiffeaux, dans les falles d'hôpitaux, dans les chambres des malades, & dans les appartemens humides.

Les parfums contribuent encore beaucoup à chaffer le mauvais air. On trouve dans les temples de l'opulence & de la moleffe des vafes précieux, remplis de plantes & de drogues odorantes, affemblées & combinées par la volupté ; mais ces *potpourris fi délicieux* par leur recherche, & le montant de leurs aromates, font fouvent plus propres à bleffer les cerveaux dé-

licats, vuides ou épuisés de ces oisi-
ves divinités, qu'à ranimer les ressorts
de l'air. Si les parfums simples, & à
la portée de tout le monde, par leur
peu de valeur, que nous allons indiquer, ne flattent pas aussi voluptueu-
sement les sens, du moins ne peuvent-
ils produire, pour la salubrité de l'air,
que de bons effets.

On purifie l'air par les vapeurs du
vinaigre. Cette liqueur est plus propre
à communiquer à l'air une impression
agréable & saine, lorsqu'on s'en sert
par aspersion, ou qu'on s'en frotte le
visage & les mains, qu'en le faisant
brûler sur une pelle rouge: c'est une
de ces erreurs populaires, dont il est
difficile de faire revenir bien des gens:
cependant, en brûlant le vinaigre,
les parties de tartre qui y sont en
grande quantité, s'exaltent, & produisent une vapeur désagréable & nuisible.

Le foufre brûlé fert auffi à chaffer le mauvais air : c'eft pour cette raifon qu'on brûle, dans certaines occafions, de la poudre à canon : elle eft bien plus efficace lorfqu'on l'a détrempée auparavant avec du vinaigre.

La fumée du fucre, de l'amadou, du linge, & du gros papier écarte des appartemens les vapeurs nuifibles ; mais il faut enfuite chaffer cette fumée, fur-tout fi elle eft trop dominante. Il n'y a que celle du fucre, qui d'ailleurs eft fort agréable, qui fe diffipe aifément d'elle-même. Enfin, toutes les vapeurs aromatiques & les effences fpiritueufes purifient l'air. Les perfonnes riches ne font ordinairement embarraffées que du choix : voici des aromates falubres, propres pour les gens les moins à leur aife. Du goudron, de la raifine, ou de la graine de genièvre brûlés fur une pelle rougie au feu, donneront une fumée fort

ſalutaire. On peut auſſi faire goudron-
ner des bouts de vieilles cordes , pour
s’en ſervir dans l’occaſion : elles ſeront
fort utiles & fort agréables aux voyageurs , qui ſe trouvent ſouvent expoſés , dans les auberges , aux impreſſions d’un air humide ou corrompu.
Il ſuffit d’en allumer un petit bout ,
pour parfumer , en un inſtant , la plus
grande chambre.

Mais c’eſt envain qu’on emploie
tous ces moyens pour purifier l’air ;
ils ſeront inſuffiſans ſi l’on néglige la
propreté , cette précaution eſſentielle ,
dont nous parlerons dans la ſuite , &
qui mérite un Chapitre ſéparé.

En parcourant la plûpart de nos
villes , j’ai toujours été ſurpris de voir
combien ceux qui les ont fondées ou
augmentées , ont peu conſulté la conſervation de leurs habitans. Pour faire
une ville ſaine , il faut la bâtir ſur un
côteau pierreux , qui regarde l’eſt :

il faut prendre garde d'en trop élever les remparts & les murailles ; ce qui empêcheroit la circulation d'un air essentiel, pour renouveller celui des parties les plus basses , & balayer les vapeurs & exhalaisons qui s'élevent continuellement des rues , rivières & cheminées : afin de faciliter cette circulation , les rues doivent être larges & droites : les principales doivent être percées du sud-est au nord-ouest , & du nord-est au sud-ouest. Il faut placer hors la ville , & du côté du bas de la rivière , tous les métiers qui font capables de causer de mauvaises exhalaisons, comme ceux des tanneurs, mégissiers , teinturiers , &c. C'est encore là qu'il faut renvoyer les tueries des bouchers, & les hôpitaux pour les malades. Les maréchaux , ferruriers , taillandiers , chaudronniers , plombiers, cardeurs de laines, ainsi que les

manufactures de fayance & poteries
doivent être relégués dans les faux-
bourgs. A l'imitation des Anciens,
il seroit bon de placer les cimetières
hors la ville, & même à une assez
grande distance, pour que les corpuscules morbifiques qui s'exhalent des
cadavres, & qui percent la terre nouvellement remuée, ne communiquassent
pas la contagion. Il faut élever le raiz-
de-chaussée des maisons d'environ deux
pieds, & mettre sous les parquets ou
carreaux de mauvais charbon, afin de
tenir ces sortes d'appartemens plus
secs : il n'est pas moins nécessaire de
donner aux étages une élévation convenable, comme de quatorze à quinze
pieds, & de tenir les cheminées fort
élevées au-dessus des couvertures : enfin, il faut pratiquer de grandes places, de vastes marchés isolés des maisons, & des fontaines disposées de

telle forte, qu'elles puiffent fervir à laver de temps en temps toutes les rues, afin d'y entretenir une propreté, fur laquelle la Police ne s'endort que trop fouvent dans les Provinces.

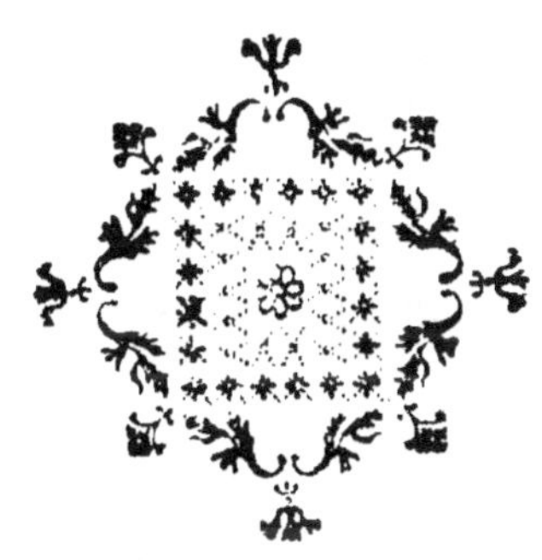

CHAPITRE III.

Des alimens solides, & de leurs assaison-
nemens, des boissons, & de la sobriété.

En général, on entend par aliment tout corps qui peut se digérer dans l'estomac, se convertir en chyle & en sang, & servir à l'accroissement ou à la conservation du corps.

Il y a deux sortes d'alimens ; les solides, & les liquides.

Des alimens solides.

Mon intention n'est pas de traiter en particulier ici de chaque espéce d'a-limens : les bornes que je me suis pres-crites ne me permettent pas d'entrer dans un si long détail : si le Public favorise cet essai, je pourrai donner par la suite à cette matière toute l'é-tendue dont elle est susceptible. Je me

: contenterai de renfermer aujourd'hui les alimens solides sous quelques clas-ses, soit par rapport à leur nature, soit par rapport à leurs qualités, & de prescrire ce que la réfléxion & l'expérience m'ont appris de plus convenable sur ce sujet, pour la conservation de la santé.

Les premiers habitans de la terre ne connoissoient d'autres alimens que les racines, les plantes & les fruits : l'eau leur servoit de boisson. Quels avantages cependant cette nourriture simple ne leur prodigua-t-elle pas ? Grands, robustes, sains de corps & d'esprit, & maîtres de leurs passions, ils coulèrent des jours heureux sous les loix de la Nature, & dans le sein de la modération : parvenus enfin, sans maladies & sans infirmités, à un grand âge, en cessant de vivre, ils n'éprouvèrent pas les horreurs de la mort, ce terme si fatal pour l'homme sen-

fuel, qui tient, par ſes paſſions, à tant
d'objets étrangers.

La frugalité dégénéra inſenſiblement : l'uſage du pain accoutuma l'eſtomac à broyer une nourriture plus
forte : le lait, le fromage & le miel
devinrent bientôt des objets de luxe
& de ſenſualité.

Les Livres ſaints nous apprennent,
que le Seigneur ne permit qu'après le
déluge (Genèſe, chap. 9, v. 2 & 3)
de faire uſage de la chair des animaux ;
& remarquez que la vie de l'homme
diminua dès-lors, à proportion qu'il
ſe ſervit d'une nourriture plus forte,
& plus difficile à digérer. Le vin, &
d'autres liqueurs fermentées, ces poiſons agréables accordés autant à la ſen-
ſualité, qu'aux beſoins de réparer les
forces d'un eſtomac fatigué à broyer
des alimens durs, ne ſervirent pas peu
à rapprocher encore le terme fatal de
la vie.

Enfin , différens affaifonnemens ,
tirés des pays étrangers, en irritant le
palais & l'eftomac , piquèrent la gourmandife , & donnèrent naiffance à tous
les maux qu'elle traîne à fa fuite.

Qu'on jette un coup d'œil fur les
peuples, dont la grandeur & la déca-
dence ont également étonné l'univers,
& l'on verra que c'eft à la frugalité
qu'ils ont été redevables de leurs forces, & de leur gloire : tandis que les
Grecs & les Romains vêcurent fobrement & durement , ils en impoférent
à toute la terre ; mais lorfque le luxe
leur eut préfenté , dans les funeftes
dépouilles des nations vaincues , des
alimens nouveaux , & des affaifonnemens rafinés, ils dégénérèrent bientôt , au point de fervir eux-mêmes de
trophée à des peuples barbares , mais
fobres. Quel exemple pour l'Europe !
Heureufement la fenfualité s'eft répandue pour ainfi dire également par-

tout, & le Prussien lui-même, qui vient d'inquiéter l'Empire, pour être moins recherché dans ses alimens, ne peut pas passer pour frugal.

En général, on peut distinguer les alimens en sept classes différentes, qui font, 1°. les acides, 2°. les alkalins, 3°. les âcres ou aromatiques, 4°. les visqueux ou gélatineux, 5°. les aqueux, 6°. les huileux & gras, 7°. les salins. On pourroit ajouter ici, pour huitième classe, les spiritueux ; mais comme ces sortes d'alimens ne font que des liqueurs, nous la renvoyons à l'article des boissons.

1°. Les alimens acides, tels que les fruits d'automne, certaines plantes, comme l'oseille, &c, le pain fermenté, le lait, le vinaigre, le citron, &c. augmentent, épaississent le sang & les humeurs, diminuent l'action des fluides sur les vaisseaux, modèrent la trop grande chaleur, & préviennent l'expansion des humeurs.

Ces mêmes alimens , pris avec excès, affoibliſſent l'action du cœur , & par conſéquent diminuent trop la chaleur vitale , & deſſéchent. En particulier, les fruits d'automne occaſionnent des diarrhées , des fiévres & des flux.

2°. Les alimens alkalins , tels que les choux , poireaux, oignons , aſperges , & toutes les ſubſtances tirées des animaux , tant quadrupédes , volatiles , que poiſſons , font fermenter les humeurs , en y introduiſant beaucoup de parties ſulphureuſes , & préviennent l'acidité morbifique des ſucs contenus dans l'eſtomac.

Leur excès produit des fiévres ardentes & putrides.

3°. Les alimens âcres & aromatiques, ou chargés d'épices , tels que la ſarriette, le creſſon , le thym , l'ail, la moutarde , le gingembre , le poi-

vre, le gérofle, la muscade, la canelle, &c. en irritant les solides, &
en précipitant les fluides, entretiennent, ou augmentent la transpiration
insensible, & préviennent la langueur
des fonctions vitales, naturelles & animales.

Leur excès empêche la nutrition;
consume l'humidité des fibres, épuise
les humeurs, exténue, & cause des
fiévres lentes, qui conduisent à la
phthisie.

4°. Les alimens visqueux & gélatineux; tels que les pois, le riz, l'a-
voine, le froment, la plus grande partie des poissons, sur-tout les jeunes,
le veau, le cochon de lait, l'agneau,
les pieds de moutons, &c. épaississent
les humeurs, & par-là servent à réparer la dissipation des fluides & des solides, à entretenir la fléxibilité des
fibres, & à adoucir l'acrimonie des
humeurs.

Leur excès diminue les excrétions naturelles , & cause, outre plusieurs maladies , des obstructions dans les vaisseaux capillaires.

5°. Les alimens aqueux, tels que les infusions des plantes émollientes , les bouillons légers, &c. détrempent & délayent les humeurs , relâchent les fibres des vaisseaux , aident à la nutrition , & facilitent les sécrétions.

Leur excès émousse le velouté de l'estomac , occasionne des indigestions & des glaires , affoiblit le genre nerveux , & occasionne le tremblement des membres & la paralysie.

6°. Les alimens gras & huileux , tels que le beurre , l'huile , le lard , les viandes grasses , quelques poissons , la plûpart des semences & des pepins chargés de principes huileux , comme les amandes , les noix , les noisettes , &c. préviennent la trop grande rigidité des fibres , & entretiennent l'harmonie entre les folides & les liquides.

Leur excès corrompt le fuc gaſtri-
que, trouble la digeſtion , & fait perdre
l'appétit : delà viennent pluſieurs maladies , comme les obſtructions des petits vaiſſeaux , des maux d'eſtomac ,
des vomiſſemens , des inflammations
d'inteſtins , & des dyſenteries.

7°. Les alimens ſalins, tels que le
bœuf & le cochon ſalés , les langues ,
cervelas , les harengs ſalés ou ſaurs ,
la morue ſalée , &c. atténuent les viſ-
coſités , détergent les fibres , & les
piquottent agréablement.

Leur excès produit une acrimonie
dans les humeurs , qui corrode les
ſolides , & produit le ſcorbut. Avec
ces ſortes d'alimens , il ne faudroit
boire que de l'eau , afin de délayer les
particules ſalines , & de les rendre plus
propres à être évacuées ; mais qui
mange du jambon, pour boire de l'eau ?

On peut encore regarder les alimens
ſous

fous une autre face, foit par rapport au régne végétal, foit par rapport au régne animal.

Du régne végétal.

Dans le régne végétal on trouve quatre fubftances différentes, les racines, les fanes ou feuilles, les fruits & les femences.

1°. Les racines font la partie des végétaux la moins parfaite ; auffi le feu achéve-t-il ce que la Nature n'avoit fait qu'ébaucher, & nous procure, dans la plûpart des racines, telles que les carottes, les navets, le chervis, les falfifis &c. , une nourriture faine.

Leur excès donne des vents & des crudités.

Il y a cependant des racines qu'on mange crues, comme les raves, radis, réponfes, &c. L'oignon & l'ail cruds ne font bons qu'aux perfonnes qui fatiguent beaucoup.

E

2°. Les feuilles , pour être plus élaborées que les racines , ont encore cependant besoin du feu , pour en faire une nourriture salutaire : les principales dont on fait usage sur nos tables , sont les épinards , la laitue , l'oseille , le cresson , la chicorée , le céleri , &c. La laitue & les épinards relâchent les fibres de l'estomac ; l'oseille , & toutes les plantes qui ont beaucoup d'acides , le cresson , & toutes les plantes qui abondent en parties alkalines , la chicorée , & toutes les plantes qui ont une partie amère , resserrent les fibres de l'estomac , & le fortifient ; les feuilles de céleri échauffent : les choux & les poreaux ne sont pas aussi sains que bien des personnes voudroient le persuadei.

C'est avec la plûpart de ces plantes que l'on fait les salades , & en particulier avec la laitue , la chicorée , le cresson , les mâches , le céleri , &c,

La falade réveille l'appétit ; mais il faut avoir un bon eftomac pour n'en point être incommodé, fur-tout quand on la mange à fouper. L'huile, le vinaigre, le fel & le poivre, qui en font l'affaifonnement, ne peuvent fervir d'excufe pour en autorifer l'ufage aux eftomacs froids & délicats, puifque ces drogues ne font pas elles mêmes trop faines. Les plus mauvaifes falades font celles qui font compofées de petites herbes, comme cerfeuil, pimprenelle, pourpier, eftragon, capucines, petits oignons verds, perce-pierre, baume, &c.

Les falades cuites font faines : on les fait ordinairement de betteraves & d'oignons cuits : on peut auffi les compofer de toute forte d'herbes potagères cuites : ces fortes de falades ceffent cependant d'être falutaires, quand on y ajoute force anchois, du thon mariné, des capres, des œufs durs, &c.

3°. Les fruits fourniſſent un aliment flatteur, & peu nourriſſant, surtout les fondans. Ils rafraîchiſſent agréablement; mais il faut qu'ils ſoient bien mûrs. Pour ne rien riſquer, il vaut mieux les manger cuits que cruds.

Les fruits d'été, tels que les ceriſes, les groſeilles, les fraiſes, &c, ſont les plus ſalutaires : les ceriſes méritent la préférence ſur tous les autres.

Ceux d'automne, comme les abricots, prunes, pêches & le raiſin, cauſent des fiévres longues, & des dyſenteries.

Ceux d'hiver, tels que les pommes & les poires, ſont fort ſains, quand on les mange cuits. La pomme eſt préférable à la poire.

En général, les fruits mangés ſans prudence, ſans choix, & avec excès cauſent des vents, des crudités, relâchent les fibres de l'eſtomac, & occaſionnent des fiévres.

4°. Enfin, les femences, & tous les alimens farineux, tels que le froment, le feigle, l'orge, le riz, le millet, les pois, les fèves, les lentilles, les marrons, les châtaignes, les panais, &c. font les parties les plus élaborées des plantes : aufli ces nourritures fe digèrent-elles facilement, & compofent un bon chyle. Ces alimens font cependant plus fains nouveaux que vieux ; vieux, ils font moins aifés à digérer, & caufent des vents.

Il faut aufli prendre garde de manger de ces fortes d'alimens avec excès ; ils gonfleroient l'eftomac, & ne donneroient qu'une faufle digeflion.

En général, il faudroit ne boire que de l'eau avec les végétaux : l'on jouiroit, avec cette nourriture fimple & naturelle, d'une fanté robufte & agréable. Le vin & les liqueurs fermentées racorniflent ces fortes d'alimens dans l'eftomac, & les empêchent de produire une bonne digeſtion.

Avant de quitter cette matière, il me paroît néceſſaire de dire en particulier quelque choſe du pain, du riz, du miel, des olives, des oranges, citrons & limons, des melons, des citrouilles, des trufles, champignons, morilles & mouſſerons.

1°. Le pain eſt le premier, le plus univerſel, & le plus eſſentiel des alimens : auſſi eſt-il étonnant que dans un Royaume comme la France, il y ait auſſi peu de police ſur la qualité du pain, ſur ſon poids, & ſur ſon prix : c'eſt une choſe lamentable, de voir tous les jours la ſanté & la vie du peuple expoſées à l'ignorance, & à la triponnerie des Boulangers. Un pain mal fermenté, gras cuit, lourd, rempli de particules de pierre & de terre détruit inſenſiblement, dans cette portion précieuſe de l'Etat, une ſanté, dont l'auteur de la Nature ſe plaisoit à récompenser sa frugalité.

Le pain est un corps composé de farine humectée avec de l'eau chaude, fermenté, & cuit au four.

Le pain de froment est préférable à tout autre.

Plus le pain est fermenté, plus il est aisé de le digérer. On accélère la fermentation avec un levain convenable. Il faut aussi dans l'eau un dégré de chaleur favorable au développement de la farine : si elle est trop chaude, le pain est gras ; si elle est trop froide, il est désuni, & facile à sécher.

Le pain de pure fleur de farine n'est pas le plus sain ; ses parties sont trop adhérentes : un peu de son bien moulu le rend plus léger & plus propre à être digéré : d'ailleurs le son déterge & rafraîchit. Ainsi le gros pain, c'est-à-dire celui qui est entre le bis & blanc, est préférable au mollet.

Le pain dans lequel il y a du sel,

du lait ou du beurre, n'eſt pas auſſi
ſain que le pain ordinaire : ce n'eſt
qu'aux dépens de l'eſtomac qu'on flatte ainſi le palais.

Le pain du jour n'eſt pas auſſi
facile à digérer que celui qui eſt gardé
juſqu'au lendemain.

La croûte du pain reſſerre, échauffe
& cauſe beaucoup de bile, ſur-tout
quand elle eſt trop cuite & preſque
brûlée. La mie rafraîchit & lâche : il
faut donc faire enforte que le pain ne
ſoit ni trop élevé ni trop plat : quand
il a trop de mie, il y en a beaucoup
de perdu, parce que peu de gens en
mangent par goût ; s'il a trop de croûte, il devient bilieux.

Un peu de ſeigle dans le pain de
froment, le rend plus rafraîchiſſant.

Le pain de ſeigle ne nourrit pas
tant que celui de froment, & lâche le
ventre.

On fait cependant à Paris un pain

de seigle lourd & bis, dont l'usage
est dangereux, sur-tout pour les personnes sédentaires & qui font peu
d'exercice : il est capable de donner
des obstructions.

Le pain d'orge est pesant sur l'estomac, & nourrit moins que celui de
froment & de seigle.

Le pain de sarrasin a, à-peu-près, les
mêmes qualités que celui de seigle : il
nourrit cependant un peu plus, & est
moins lourd.

Le pain d'avoine nourrit beaucoup,
mais est très-pesant.

L'excès de pain produit beaucoup
de sang, & cause des maladies funestes. L'indigestion de pain est très-dan-
gereuse.

2°. Le riz est, après le pain, la
nourriture la plus saine & la plus uni-
versellement répandue : je ne sais pas
même s'il n'a pas sur le pain quelques
avantages, en ce qu'il présente un

aliment chaud , aifé à digérer , & qui feul tient lieu de foupe & d'autres nourritures. Tous les peuples de l'Orient , c'eft-à-dire , prefque tous ceux de l'Afie , & une graude partie de ceux de l'Afrique & de l'Amérique , font un ufage ordinaire du riz , & s'en trouvent très-bien.

En Europe , & fur-tout en France , il ne fert qu'à tenir quelquefois lieu de foupe , de colation dans le Carême , & de pain en temps de difette ; encore fouvent les gens de la campagne & les pauvres n'en tirent-ils pas alors tous les avantages qu'il feroit capable de leur procurer : fi on leur diftribue le riz fec , ou ils ne favent pas le faire crever & gonfler à propos , ou ils n'en ont ni le temps ni la patience , ou ils manquent d'utenfiles néceffaires , de bois pour faire le feu , & de beurre , lait ou fel ; ce qui les force à laiffer perdre une manne précieufe capa-

ble de les foutenir, même dans les travaux les plus pénibles : fi on le diftribue tout cuit dans les Paroiffes ,
fouvent ceux qui le préparent n'y apportent pas tous les foins & toute la
propreté néceffaires , fous prétexte
qu'ils ne travaillent pas pour des gens
bien délicats ; comme fi la Nature ,
qui donne aux malheureux de fi bons
eftomacs , leur refufoit le palais & le
goût !

Touché du fort des pauvres , &
fur-tout de ceux qui habitent , & qui
cultivent la campagne , j'ai recherché
quelles pouvoient être les caufes du
dérangement de leur fanté , & j'ai vu
avec douleur, que l'excès de fatigue
occafionné par leurs longs & pénibles
travaux, la difette , & la mauvaife
qualité de leurs nourritures , deffé-
choient ces bras refpectables , qui
nourriffent l'oifiveté & la molleffe du
riche & inutile habitant des villes. Je

E vj

fais qu'il leur est difficile d'éloigner
la première de ces causes , puisque
leur vie ne dépend que trop souvent
du sacrifice de leur vie même ; mais
combien n'est-il pas aisé & consolant
pour l'humanité , de remédier à la
disette & aux mauvaises nourritures,
dont ils sont souvent les tristes victimes ? Le riz bien préparé , présente un
aliment peu coûteux , très - sain , spécialement pour les personnes qui font
beaucoup d'exercice , très-nourrissant,
& capable de leur donner des forces
suffisantes pour les travaux les plus
violens.

C'est pour entrer dans les vues des
personnes charitables , telles que les
Seigneurs de Paroisses , les Curés , les
Supérieures des maisons régulières &
de quelques particuliers qui consacrent
une partie de leurs revenus à soulager
les pauvres , les prisonniers , &c. que
je vais rapporter quelques préparations

de riz, simples, faciles, & par lesquelles on tire tout le parti possible de cette nourriture. Les Directeurs des hôpitaux, les Généraux & Intendans des armées, les Capitaines de vaisseaux, les Entrepreneurs de manufactures, les Laboureurs, sur-tout dans le temps où ils nourrissent un grand nombre de moissonneurs, & les pauvres ouvriers chargés d'une nombreuse famille, trouveront aussi, dans ces préparations, des ressources, qu'ils chercheroient envain dans les autres alimens.

C'est à deux Citoyens respectables que nous devons ces préparations, & je serai volontiers leur écho, parce que je ne crois pas qu'on puisse ajouter à leurs observations, & à leurs expériences sur cette matière. Le premier de ces Amis de l'humanité, est *M. Duhamel du Monceau.* » Dans cer-
» taines années de disette, dit-il (pag.

152 & suivantes, de ses *Moyens de conserver la santé aux équipages de vaisseaux*) » on a distribué, dans les » campagnes, du riz qui a été pres- » que perdu , par la raison que les » paysans, qui ne savoient pas faire » crever à propos ce mets, ni l'assai- » sonner convenablement , ne pou- » voient le manger ainsi mal apprê- » té ; mais dans les endroits où les » Seigneurs se donnoient la peine de le » faire apprêter avec soin , les pauvres » gens s'en accommodoient très-bien. » Voici comme nous avons fait pré- » parer le riz dans ces temps de ca- » lamité.

» On faisoit bouillir long-temps , » dans une chaudière , des têtes, des » pieds, des cœurs de bœufs, cou- » pés par morceaux, avec les os con- » cassés : on mettoit cuire en même- » temps dans le bouillon tous les lé- » gumes qui se trouvoient alors dans

» le potager, comme radis, rabidouil-
» les, porreaux, choux, &c. pen-
» dant ce temps on faisoit crever le
» riz à petit feu, dans un pot séparé;
» & lorsqu'il étoit suffisamment crevé,
» on le versoit dans la chaudière, avec
» du sel, du piment, du laurier. Nos
» paysans trouvoient cette soupe ex-
» cellente. D'abord, quoiqu'ils en
» mangeassent à leur appétit, ils crai-
» gnoient de n'être pas assez nourris,
» parce qu'ils ne se sentoient pas l'es-
» tomac chargé. Mais ils firent eux-
» mêmes l'observation que, lorsque
» dans les jours maigres, ils n'usoient
» que de fèves & de pois, ils avoient
» l'estomac très-gonflé, & néanmoins
» ils ne pouvoient, ces jours-là, se pas-
» ser de souper; au lieu que les jours
» où on leur donnoit le riz, ils s'al-
» loient coucher sans songer à souper.

M. Duhamel, pour faciliter aux
équipages de vaisseaux la prépara-

tion de cette foupe, fubftitue aux légumes qu'il indique, les choux falés, les racines, l'oignon, l'échalotte, & l'ail ; aux affaifonnemens, les feuilles de gingembre, de pirette, d'ache défféchées ; & aux têtes de bœuf, des viandes falées. Cette différence dans la préparation ne peut que faciliter la charité à varier fes bienfaits, felon les faifons, & les pays où elle répandra fa confolante rofée.

Le fecond Citoyen, dont nous allons emprunter la méthode, eft le célébre *M. Boyer, Médecin de la Généralité & de la Ville de Paris*, c'eft-à-dire Médecin des pauvres d'une des plus grandes parties de la France. Sa préparation me paroît plus fimple & moins coûteufe que celle de M. Duhamel ; mérite infiniment précieux aux yeux des perfonnes vraiment charitables, dont le cœur eft moins fatisfait des bienfaits qu'elles répandent, que leurs entrailles ne font déchirées de ne pouvoir étendre plus loin leurs fe-cours.

Quand on veut faire une foupe au riz pour vingt-cinq perfonnes , « il » faut fe pourvoir « , dit ce favant (à la fuite de fon excellent *Traité des ma-ladies épidémiques , qui régnent le plus ordinairement dans la Généralité de Paris*) « d'un chaudron affez grand » pour contenir vingt pintes d'eau , » mefure de Paris ; s'il eft plus grand, » il en fera plus commode.

» L'on mettra dans ce chaudron » quatre pintes & demie d'eau, mefure » de Paris ; quand elle fera chaude , » on y mettra trois livres de riz, qu'on » aura eu foin de bien laver aupara-» vant , avec de l'eau chaude.

Le riz étant dans le chaudron , fur » le feu , on aura attention de le faire » cuire lentement , & de le remuer » fans ceffe, de peur qu'il ne s'atta-» che au fond.

» A proportion que le riz augmen-
» tera de volume , & qu'il s'épaissira ,
» on y versera successivement une pin-
» te & demie d'eau chaude , qui sera
» bientôt absorbée , le riz continuant
» à se gonfler.

» Il faut environ une heure pour
» cette première opération ; après quoi
» on humectera le riz , & on lui fera
» encore absorber successivement qua-
» torze pintes d'eau , ce qui fera en
» tout environ vingt pintes , qu'on
» versera peu à peu , & par interval-
» les, de peur de noyer le riz ; cela
» fait, on laissera le riz sur le feu pen-
» dant deux autres heures , & on l'y
» fera cuire lentement & à petit feu ,en
» le remuant continuellement, sans quoi
» il s'attacheroit au fond du chaudron.

» Le riz étant bien cuit, on y met-
» tra une demie livre de beurre ou de
» sain-doux , ou à leur défaut, deux
» livres de lard coupé par morceaux ,

» avec six onces de sel & deux gros
» de poivre noir en poudre, en obser-
» vant de remuer le tout ensemble
» pendant une demie heure.

» Au lieu de beurre, on peut met-
» tre du lait; la quantité de trois pin-
» tes suffit pour la chaudronnée; mais
» il faut prendre garde que le lait ne
» soit vieux; car il s'aigriroit à la cuis-
» son.

» On ôtera ensuite le chaudron de
» dessus le feu, pour y mettre aussi-
» tôt, mais peu à peu, six livres de
» pain blanc ou bis, qu'on coupera
» en soupes très-minces, & on mêlera
» le pain avec le riz, de manière qu'il
» aille au fond, pour s'imbiber, &
» faire corps ensemble. Si l'on se sert
» de lait au lieu de beurre, il faut
» quelques pintes d'eau de moins dans
» la préparation du riz, autrement il
» seroit trop clair; on y mettra aussi
» du pain blanc, parce que le pain

» bis feroit aigrir le lait. La diftribu-
» tion doit s'en faire fur le champ ,
» pour trouver les vingt-cinq por-
» tions.

» Chaque portion fera de deux cuil-
» lerées, qui contiendront chacune la
» valeur d'un demi-feptier , ou quart
» de pinte , mefure de Paris.

» Pour les enfans de neuf ans , &
» au-deffous, une de ces cuillerées
» fera une portion fuffifante.

» En diftribuant les foupes chau-
» des, on aura foin de remuer le riz
» avec la cuillier à pot, & de pren-
» dre au fond du chaudron , pour que
» la diftribution fe faffe également ,
» tant en riz qu'en pain.

» On avertit ceux qui ne man-
» geront pas fur le champ leur por-
» tion, de la faire réchauffer à petit
» feu , en y mêlant un peu d'eau ou
» de lait, pour la faire revenir , & la
» rendre plus profitable. «

Une raison, outre celle d'économie, qui engage *M. Boyer* à recommander de faire la distribution sur le
champ, c'est qu'il suppose qu'on se sert
d'un chaudron de cuivre, parce que les
vaisseaux de ce métal ne sont à craindre que quand le liquide y séjourne
hors du feu. Cependant, pour prévenir
tout inconvénient, il avertit qu'on
fera très-sagement de préférer les
chaudières de fer.

On peut aussi se servir d'une de
ces deux méthodes pour préparer la
semoule, le gruau, & l'épeautre, alimens sains, qui nourrissent beaucoup,
quoiqu'un peu moins que le riz.

Les Bretons se nourrissent communément d'une sorte de bouillie (qu'ils
nomment *far*) ; elle ressemble assez au
riz ou gruau accommodés suivant la
méthode de *M. Boyer*, excepté qu'elle
a quelque chose de plus insipide : avec
cet aliment simple, ces peuples jouis-

sent d'une bonne santé, & sont très-forts.

Afin d'accorder quelque chose à la délicatesse, je finirai l'article du riz, par la préparation du pilau des Orientaux : j'en ai fait usage, & je l'ai trouvé plus sain, & plus facile à digérer que le riz, tel qu'on l'accommode communément en France. Comme j'ai suivi la méthode indiquée *par M. Duhamel* (p. 156 & suivantes de l'ouvrage cité plus haut) ; je ne ferai que le copier.

Pour faire le pilau, « prenez une » certaine mesure de riz du levant, par » exemple une écuellée : lavez-le trois » ou quatre fois de suite dans l'eau » chaude. Ensuite égoutez-le, & le » faites sécher sur un plat, qu'on met-» tra sur un feu doux. Prenez ensuite » environ trois mesures & demie, » c'est-à-dire, un peu plus de trois » écuellées de bouillon fait avec de la » viande, ou du poisson, ou des ra-

» cines potagères. Quand ce bouillon
» sera bien bouillant, jettez-y le riz
» bien préparé, comme il a été dit.
» Continuez de faire bouillir jusqu'à
» ce que le riz soit crevé, ce qui ar-
» rive toujours après douze ou quinze
» minutes au plus d'ébullition rapide,
» & ce qui se reconnoît par le gon-
» flement des grains de riz.

» Cela fait, retirez le vaisseau du
» feu ; jettez-y une pincée, plus ou
» moins forte, de safran en poudre fine ;
» couvrez très-exactement le pot de
» son couvercle, dont vous entoure-
» rez les bords avec un rouleau de
» linge. Tenez encore ce pot sur un
» feu très-doux, pendant un quart
» d'heure, ou tout au plus une petite
» demie-heure. Alors le riz est cuit,
» prêt à être versé sur un plat, & très-
» bon à manger.

» Si l'on veut le rendre plus moel-
» leux, on peut y ajouter, en même-

» temps qu'on y met le safran , & à
» la fin de l'ébullition , une petite
» quantité de bonne graisse, ou du bon
» beurre , si le bouillon a été fait avec
» du poisson , ou avec des racines. «

J'ai remarqué , par l'usage, que la
graisse ou le beurre qu'on ajoute au
pilau , pour lui donner quelque chose
de plus agréable au goût , le rend bien
moins sain , & bien moins propre à
être facilement digéré : aussi ai-je toujours préféré la préparation la plus
simple.

3°. Le miel est une substance que
les abeilles ramassent sur les fleurs ;
aussi le miel est-il plus ou moins agréable & salutaire , selon les pays ou cet
insecte industrieux le travaille. Celui
de Narbonne est fort balsamique , parce que les fleurs des environs de cette
ville sont aromatiques.

Il y a du miel blanc , & du jaune.
Le miel blanc est dur ; c'est celui
que

que l'on préfére pour manger : il donne une nourriture faine , tempérée & pectorale : elle raréfie la pituite , facilite l'expectoration , lâche le ventre , & réfiste à la malignité du venin.

Le miel est bon à tous les tempéramens , fur-tout aux foibles & pituiteux , & aux asthmatiques. C'est particuliérement en hiver qu'on éprouve fes bons effets contre les rhumes commencés.

Le miel jaune est déterfif, laxatif, digestif & réfolutif : on l'emploie utilement en lavemens & en lotions.

4°. L'olive est le fruit d'où l'on tire l'huile du même nom.

Les olives que l'on mange en falade ou dans les ragoûts , font préparées dans une faumure propre à dégager les fels des parties terreftres.

Les olives excitent l'appétit,& fortifient l'eftomac : malgré ces bons effets, il feroit dangereux d'en faire excès.

F

5°. L'orange eſt un fruit agréable & odorant.

Il y a deux ſortes d'oranges ; les unes ſont amères, acides & verdâtres ; on les appelle bigarades : les autres ſont douces & jaunes.

On mange les oranges douces : les amères ne ſont d'uſage que confites, en boiſſon mêlées avec de l'eau & du ſucre, dans les ſauces, & ſous le rôti.

Le ſuc de l'une & de l'autre rafraîchit, humecte, fortifie le cœur, & provoque l'appétit : il convient aux perſonnes bilieuſes, ſur-tout pendant les chaleurs : c'eſt un bon anti-ſcorbutique.

Le ſuc d'oranges, particuliérement des amères, mêlé avec de l'eau & du ſucre, fait une boiſſon agréable, & propre dans la chaleur de la fiévre.

Il faut cependant uſer ſobrement du ſuc d'oranges, parce qu'il picote la poitrine & l'eſtomac.

Les écorces d'oranges confites font ftomachiques, réjouiffent le cœur & le cerveau, donnent de l'appétit, & mettent les humeurs en mouvement : elles conviennent aux eftomacs foibles & aux tempéramens mélancoliques & phlegmatiques.

La fleur d'orange, foit en pâte, foit en conferve, foit en liqueur, aide à la digeftion, réjouit le cœur & le cerveau, chaffe les vers, & fait venir les mois aux femmes.

Son trop fréquent ufage échaufferoit, & rendroit la bile âcre.

6°. Le citron & le limon font de même nature que l'orange amère, fervent pour les mêmes ufages, & procurent les mêmes effets.

Il faut cependant ajouter que la femence de citron, & le fuc de limon réfiftent au venin. Ce même fuc eft encore très-bon contre la pierre des reins.

C'est avec le suc de limons , étendu dans de l'eau , & adouci par le sucre, qu'on fait une boisson agréable , sur-tout en été ; on l'appelle limona-de : on peut aussi la faire avec le suc de citron. Le trop fréquent usage de cette liqueur deviendroit nuisible.

7°. Le melon rafraîchit , humecte, appaise la soif , & donne de l'appétit.

Le melon convient , dans les temps chauds , aux jeunes gens qui ont un bon estomac , & qui sont d'un tem-pérament chaud & bilieux.

Le melon produit des vents , des coliques , des dysenteries & la fiévre : il est pernicieux aux vieillards , aux phlegmatiques & aux mélancoli-ques.

Pour prévenir les mauvais effets du melon , il faut le manger avec du sel & du poivre , & boire du vin pur par-dessus.

La semence de melon est une des

quatre grandes femences froides : elle entre dans les émulfions.

8°. La citrouille eft humectante, rafraîchiffante & émolliente: elle adoucit les âcretés de la poitrine, & tempére le mouvement violent des humeurs. Elle convient aux jeunes gens bilieux, fur-tout dans les temps chauds.

Elle excite des vents, & produit des humeurs groffières ; auffi les vieillards, & ceux qui font d'un tempérament foible, froid & phlegmatique, doivent s'en abftenir.

La femence de citrouille eft auffi une des quatre grandes femences froides.

Le potiron eft une efpéce de citrouille ronde, de même nature : il produit les mêmes effets.

9°. La truffe atténue les humeurs, & excite la femence.

La truffe échauffe, & caufe des indigeftions : l'excès en eft pernicieux.

10°. Les champignons excitent l'appétit, & provoquent la femence.

Il faut en manger modérément, parce que cette fubftance fpongieufe, en s'étendant & fe raréfiant par la chaleur, comprime le diaphragme, & empêche la digeftion & la refpiration.

En mangeant des champignons, il eft bon de boire de bon vin pur, afin que fes parties acidules incifent ces efpéces d'éponges.

Il y a plufieurs fortes de champignons. Les moins nuifibles à la fanté font ceux qui croiffent fur les couches, & qui font rouges par-deffous : les autres font mortels & de vrais poifons.

Il n'eft que trop ordinaire à ceux qui préfident dans les cuifines, de fe tromper dans le choix des champignons : combien d'exemples funeftes n'avons-nous pas eu de perfonnes enlevées prématurément de ce monde, pour de pareilles méprifes ? Après cette réfléxion , comment manger des champignons sans trembler ? Est-il un aveuglement pareil à celui de la gourmandise ?

Lorsqu'on a eu le malheur de manger de mauvais champignons , il faut prendre d'abord du vinaigre pur : lorsque les premiers accidens sont passés , il faut continuer pendant quelque temps à boire de la même liqueur mêlée avec de l'eau. Le vinaigre divise la substance spongieuse du champignon , & procure une guérison certaine. Quelques gourmands , plus prudens que les autres , pour prévenir les accidens , font cuire les champignons dans de l'eau & du vinaigre , avant que de les mettre dans les ragoûts. Qu'il est triste d'être obligé d'employer le contrepoison avec sa nourriture !

11°. Les morilles & mousserons sont, à-peu-près , de la même nature que les bons champignons , & produisent les mêmes effets. La morille est cependant la moins pernicieuse , parce qu'elle contient un peu de phlegme.

du régne animal.

Il faut distinguer dans ce genre les quadrupédes , les volatilles & les poissons.

Des quadrupédes.

1°. La viande de boucherie compose la première partie des quadrupédes , & fournit l'aliment le plus commun , & en même-temps le plus salutaire.

Le bœuf & le mouton sont des viandes faites , qui présentent à toutes sortes de tempéramens une nourriture agréable & saine : ceux qui en font usage , sont ordinairement forts & vigoureux. Il faut cependant que ces animaux ne soient pas trop vieux ;

alors ils font durs & remplis de parties terreftres, qui les rendent lourds fur l'eftomac.

Le chevreau d'environ un an donne une nourriture, qui approche beaucoup du mouton.

Le veau & l'agneau, comme tous les jeunes animaux, ne font pas auffi fains que le bœuf & le mouton. Leur chair eft rafraîchiffante, humectante, nourrit beaucoup, & convient aux bilieux ; mais elle eft indigefte, péfe fur l'eftomac, & lâche fouvent trop le ventre. Les perfonnes froides & phlegmatiques doivent en manger très-peu : elles feroient même mieux de n'en jamais faire ufage. Il faut dire la même chofe des pieds de moutons.

Le bouillon de mou de veau, fans fel, eft excellent pour ceux qui ont la poitrine délicate, ou qui font enrhumés. Quand on en fait ufage pour le rhume, il n'y a pas de mal de met-

F v

tre dans chaque bouillon un demi gros de thériaque , sur-tout quand on a l'estomac froid : la thériaque est très-propre à rétablir la transpiration, dont la suppression occasionne tous les rhumes.

Le cochon offre un aliment qui nourrit beaucoup , & qui lâche le ventre. On le sale ordinairement. Il convient aux jeunes gens d'un tempérament bilieux , chaud, qui ont un bon estomac, & qui font beaucoup d'exercice. C'est un aliment d'une grande ressource pour les habitans de la campagne , accoutumés à la fatigue & au travail.

Le meilleur cochon est celui qui n'est ni trop jeune, ni trop vieux.

La chair de cochon est pesante, & indigeste : elle forme des humeurs grossières, visqueuses, & donne des obstructions, particuliérement quand elle est salée & fumée. Elle est contraire aux goutteux, aux vieillards, aux tempéramens froids, foibles, phlegmatiques, & aux gens sédentaires & oisifs.

Le cochon de lait est très-indigeste.

Le lard est très-mal sain pour ceux qui ne font point d'exercices. Il faut dire la même chose du boudin, des andouilles, des langues salées & enfumées.

2°. Le gros gibier compose la seconde partie des quadrupèdes.

Le sanglier est à-peu-près de même nature que le cochon, si ce n'est que la chair en est plus aisée à digérer.

Le cerf & le chevreuil ont une chair qui ressemble assez à celle du bœuf : elle est nourrissante, & facile à digérer : elle est cependant plus propre aux tempéramens bilieux qu'aux mélancoliques. Le chevreuil est plus délicat que le cerf.

Quand ces animaux font vieux, leur chair devient séche, de difficile digestion, & peut caufer des obftructions, de la bile noire & la fiévre.

La chair de la biche n'eft pas auffi agréable ni auffi faine que celle du cerf. Il n'en eft pas de même de tous les animaux, par rapport au mâle & à la femelle.

La chair de daim eft à-peu-près femblable à celle du chevreuil, & a les mêmes qualités, fans être auffi agréable au goût.

Le liévre a une chair moins nour-riffante que celle du chevreuil.

Pour manger de bons levrauts, il faut prendre ceux qui font jeunes, gras, & qui fe font fait chaffer long-temps : ils en font bien plus tendres. Il faut auffi remarquer que le liévre eft meilleur en hiver qu'en été.

Le levraut n'a rien de malfaifant pour les jeunes gens fanguins, & pour les perfonnes graffes.

En général, ce n'eft pas cependant un

aliment fort sain, sur-tout quand il est vieux ; car alors la chair de cet animal d'un tempérament sec & mélancolique, devient compacte & difficile à digérer. Aussi les mélancoliques, & ceux qui abondent en humeurs terrestres, doivent s'en abstenir.

Le lapin offre une nourriture plus saine : il convient à toutes sortes de tempéramens. Il est meilleur en hiver qu'en été.

Il faut avoir soin que le lapin ne soit ni trop jeune, ni trop vieux, & qu'il ait été nourri dans un terrein sec & abondant en serpolet & en herbes aromatiques. Le lapin trop jeune engendre des humeurs visqueuses & grossières ; trop vieux, il est difficile à digérer.

Des volatilles.

Les poulets, les poulardes, les poules, les coqs, les chapons & les din-

dons font à-peu-près de même nature.
Leur chair eſt ſaine, facile à digérer,
rafraîchiſſante, humectante, & produit un bon ſuc : on en peut faire uſage en tout temps,& pour toutes ſortes
de tempéramens.

Le ſeul défaut de cette nourriture,
c'eſt d'être trop légère pour ceux qui
ont beſoin d'alimens ſolides. Le din-
don nourrit un peu plus que le poulet : la femelle eſt plus délicate que le
mâle.

Le pigeon, quand il eſt jeune, eſt
ſucculent, nourriſſant, & facile à digérer. Ceux qui vivent en liberté ſont
préférables aux autres.

Les mélancoliques en doivent manger rarement, parce qu'il échauffe,
reſſerre, & communique beaucoup de
parties terreſtres.

Le canard & l'oie, quand ils ſont
jeunes, ont une chair ſucculente,
nourriſſante, & propre aux jeunes gens

qui font beaucoup d'exercice. Les
fauvages, dans chaque efpéce, font
préférables aux domeftiques.

Quand ils font vieux, leur chair eft
maffive, pefante, & difficile à digérer : elle engendre beaucoup d'humeurs groffières ; auffi ne convient-
elle pas aux eftomacs foibles, & aux
mélancoliques.

Il faut appliquer cette double régle
aux autres oifeaux de rivière, tels que
le plongeon, la poule d'eau, la bécaf-
fe, la bécaffine, la farcelle, &c.

Les oifeaux de mer, tels que la ma-
creufe, &c. reffemblent aux oifeaux
de rivière : ils font cependant plus
mal-fains, parce qu'ils ont plus de
parties huileufes, & que leurs fibres
font plus tenaces.

La perdrix eft la reine des champs :
fa chair fortifie, nourrit beaucoup,
augmente la quantité des efprits vitaux, & forme une nourriture agréa-

ble pour les convalefcens : elle convient à tous les tempéramens , fur-tout aux phlegmatiques.

Il faut prendre la perdrix jeune ; vieille , elle devient féche , dure , coriace , & difficile à digérer.

Le faifan approche de la perdrix ; mais nourrit moins.

La caille auroit toutes les bonnes qualités de la perdrix , fi elle étoit moins graffe ; ce qui la rend d'une digeftion plus difficile. On lui fait perdre fa graiffe , en la mettant fur le gril en crapaudine , après l'avoir fait à moitié rôtir à la broche.

Le pluvier , le vanneau , le râle & le guignard produifent un aliment moins folide que la perdrix , & ne conviennent guère à ceux qui font beaucoup d'exercice.

La grive eft faine, & excite l'appétit.

L'alouette lui reffemble : elle eft cependant moins délicate.

L'ortolan , & le becafique ont fur ces derniers l'avantage d'avoir un goût plus exquis.

Tous ces derniers oifeaux font fains & délicats ; mais ils nourriffent peu : ce font des mets pour les gens riches & oififs.

Des poiffons.

Je diviferai cet article en trois parties , & je parlerai des poiffons d'eau douce , des poiffons de mer , & des falines.

Des poiffons d'eau douce.

Les poiffons de rivière font préférables à ceux d'étang , parce que ces derniers fentent prefque toujours la vafe.

La truite , la perche , la lotte , & le brochet (dont il faut prendre garde de manger les œufs , parce qu'ils caufent des vomiffemens) font agréa-

bles au goût, aisés à digérer, four-
nissent un bon aliment, & conviennent à tous les tempéramens : il n'y a
que les phlegmatiques qui ne doivent
point en faire leur nourriture ordinaire.

La carpe (dont la laitance offre une
nourriture salutaire, & facile à digérer, même pour les convalescens)
le barbeau, l'éperlan & le goujon
sont moins sains que les derniers,
moins aisés à digérer, nourrissent
moins, donnent des humeurs grossières & visqueuses, & ne conviennent
pas trop aux tempéramens phlegmatiques & mélancoliques.

L'anguille & la tanche sont très-
mal-saines, parce qu'elles sont remplies
d'un suc huileux & visqueux, qui les
rend d'une difficile digestion : leur
nourriture produit un suc grossier,
donne des vents, & ne convient qu'aux
jeunes gens chauds & bilieux ; encore
doivent-ils en manger sobrement, &

boire de bon vin pur par - deſſus.

L'écreviſſe nourrit beaucoup, donne un aliment ſolide, fortifie, purifie le ſang, pouſſe par les urines, & détruit l'âcreté des humeurs.

L'écreviſſe eſt un peu difficile à digérer, & convient plutôt aux jeunes gens d'un tempérament chaud & bilieux, qu'aux vieillards, & aux eſtomacs froids & mauvais.

En général, dans chaque eſpéce de poiſſons, tant d'eau douce, que de mer, les plus gros ſont les meilleurs : leur chair eſt plus ſerrée, plus compacte, & contient des ſucs moins cruds & moins viſqueux.

On place entre les poiſſons d'eau douce & de mer le ſaumon, l'aloſe & la lamproie, parce qu'ils ſe tiennent tantôt dans l'une & tantôt dans l'autre.

Le ſaumon nourrit beaucoup, & fortifie.

Il faut en manger ſobrement, parce qu'il est gras, lourd, indigeste, & qu'il cause des envies de vomir.

L'esturgeon & le thon passent aussi quelquefois dans les rivières, & sont, à peu de chose près, de la même nature que le saumon : ainsi il faut leur appliquer les mêmes régles, par rapport à la santé. L'esturgeon nourrit plus que le thon, & le thon plus que le saumon.

L'alose est plus visqueuse que le saumon, & par conséquent moins saine : les mélancoliques & les phlegmatiques n'en doivent point faire leur nourriture ordinaire.

La lamproie a toutes les mauvaises qualités de l'anguille.

Des poissons de mer.

La sole (la reine de la mer), la vive, le rouget, le turbot, la morue fraîche, le carlet, la limande, la sardine, la plie & le hareng frais sont les plus sains de tous les poissons de mer. Ils font agréables au goût, fe digérent facilement, & produifent un bon fuc.

Le merlan nourrit très-peu, mais préfente une chair légère, aifée à digérer, & propre pour les convalefcens, parce qu'elle n'a rien de vifqueux.

La raie (la meilleure eft la bouclée), le cabillau & le maquereau font moins fains que les précédens, parce qu'ils font remplis d'un fuc plus vifqueux, qui les rend plus indigeftes.

En général, un poiffon eft plus fain, à raifon que fa chair eft moins vifqueufe.

La tortue eft nourriffante ; mais elle ne convient qu'aux bons eftomacs. On en fait des bouillons propres à purifier le fang, & bons aux phtifiques.

Il y a des tortues d'eau douce & de terre, comme de mer : elles font toutes de même nature.

La moule nourrit peu : elle eft ten-

dre & délicate. Elle convient particuliérement aux tempéramens chauds
& bilieux.

Il y a des personnes chez qui cet
aliment produit une ébullition de
vingt-quatre heures ; c'est sur-tout
lorsque les moules renferment de petits crabes , & qu'on n'a pas soin de
les ôter.

La moule de mer est beaucoup meilleure que celle de rivière & d'étangs.

Les écrevisses de mer, les salicoques,
les crabes , & presque tous les autres
coquillages sont à-peu-près de même
nature que l'écrevisse de rivière , &
produisent les mêmes effets : l'écrevisse de rivière est plus délicate que
celle de mer.

L'huître crue est un met excellent.

L'huître donne de l'appétit , fortifie l'estomac , pousse par les urines,
lâche le ventre.

L'huître nourrit peu , parce qu'elle

fe réfout en eau , dans l'eftomac.

Il faut prendre au moins une partie de l'eau , dans laquelle l'huître nage ; elle en eft bien plus faine.

Quelque falutaire que foient les huîtres , el'es peuvent cependant caufer des indigeftions;ce qui arrive lorfque l'on en mange par excès , & avec beaucoup de pain : alors un bouillon de lait chaud fait paffer cet accident. L'expérience nous a appris que l'huître fe diffolvoit aifément dans le lait.

L'huître marinée , mangée avec de l'huile & du gros poivre , eft agréable au goût , mais moins aifée à digérer que crue , quoiqu'elle le foit plus que cuite.

L'huître cuite n'eft pas fi faine que crue : frite , elle devient coriace & indigefte.

Des falines.

Le fel , fans changer la nature des

poiſſons, les rend plus ſolides, plus durs, plus compactes, plus coriaces, & leur communique une âcreté qui les rend plus indigeſtes ; auſſi les ſalines produiſent-elles des humeurs âcres & picotantes : elles échauffent, excitent la ſoif, & donnent des rapports déſagréables.

Les ſalines ne conviennent qu'aux eſtomacs forts, & à ceux qui font beaucoup d'exercice. Elles ſont pernicieuſes aux tempéramens chauds & bilieux.

Les principales ſalines ſont le thon & les anchois, qu'on mange cruds en ſalades, & ſans être déſalés ; le ſaumon, la morue, le hareng & le maquereau, qui ne veulent être ni trop ſalés ni trop peu déſalés ; enfin le hareng ſaur, que l'on mange tel qu'il eſt, ou crud ou cuit.

De toutes les ſalines, la morue eſt la meilleure, & le hareng ſaur la plus pernicieuſe.

Nous

Nous ajouterons ici quelques alimens, que l'on ne peut placer dans
aucune des claſſes que nous venons
de parcourir ; tels ſont le lait , la crême, le beurre, le fromage, les œufs
& la ſoupe. Leur uſage eſt trop commun pour les paſſer ſous ſilence.

1°. Le lait ſe digère aiſément , nourrit beaucoup, rafraîchit, adoucit les
âcretés de la poitrine, & convient aux
perſonnes maigres.

Le lait eſt un contre - poiſon contre
les drogues corroſives.

Le lait n'eſt pas également ſalutaire
pour tout le monde : il cauſe ſouvent,
dans certains tempéramens, des ten-
tions & des gonflemens d'eſtomac, qui
peuvent avoir des ſuites. Il eſt ſur-tout
pernicieux aux mélancoliques , & à
ceux qui ont l'eſtomac chargé d'aigreurs. La moindre aigreur le fait
cailler : alors il ne ſe digère plus.
Il n'eſt pas moins préjudiciable aux

G

vieillards , aux fébricitans , & à ceux qui ont des obstructions.

Il y a différentes sortes de lait , tels que celui de vache , de jument , de brebis , d'ânesse & de chévre. Ils diffèrent en proportion de la vigueur, & de la nature des animaux d'où ils sortent , & des nourritures qu'ils prennent.

Il y a encore le lait de femme : nous en dirons quelque chose en parlant des nourrices.

Le lait de vache est celui qui est le plus en usage pour aliment ; aussi ne parlerons-nous , dans cet article , que de cette espéce. Il est épais , gras , propre à nourrir , & à fortifier les parties solides.

Il y a des personnes qui rétablissent leur santé , en se mettant au lait pour toute nourriture : d'autres le prennent pendant un certain temps , seulement le soir & le matin , & dinent légérement : il y en a encore , dans cette dernière claſſe , qui le coupent d'abord avec de l'eau d'eſquine , & enſuite avec de l'eau d'orge. Il eſt bon de mettre un peu de ſucre candi dans le lait, afin de le faire plus aiſément digérer.

Avant que de commencer à prendre le lait , il eſt néceſſaire de ſe purger : il eſt même bon de réitérer de temps en temps la purgation pendant ſon uſage , afin de chaſſer de l'eſtomac & des inteſtins une matière craſſe qu'il y dépoſe.

Il ne faut boire que de l'eau quand on ſe réduit au lait pour toute nourriture, & même quand on ne le prend que le ſoir & le matin. Dans ce dernier cas , il faut s'interdire les ragoûts, les ſalades , les fruits cruds & tous les acides.

Le choix d'une vache eſt eſſentiel. Il en faut prendre une qui ſoit dans ſa vigueur : il y a des gens qui préfèrent celle qui a le poil noir. Pour connoître la bonté du lait, en supposant qu'il n'ait pas d'ailleurs de mauvais goût, ni de mauvaises qualités, il faut en mettre une goutte sur l'ongle; si elle y reste sans s'évaser, c'est une preuve que toutes ses parties sont bien liées, & qu'il est bon.

2°. La crême & le fromage à la crême frais, sont les parties les plus solides du lait: aussi en ont-ils à-peu-près les mêmes qualités & les mêmes inconvéniens.

Il est dangereux de manger en même-temps de la crême & de la salade, ou de certains fruits acides.

Les crêmes cuites sont meilleures que les crues, à moins que les drogues avec lesquelles on les marie, ne les rendent trop échauffantes; telles sont celles au chocolat, au caffé, &c.

3°. Le beurre est la partie la plus grasse du lait: plus il est frais, & meilleur il est.

Le beurre eſt émollient , adouciſ-
ſant & laxatif : il convient aux tempéramens ſecs & reſſerrés.

L'uſage trop fréquent du beurre
relâche , débilite l'eſtomac , & excite
des nauſées déſagréables. Les enfans
qui en mangent beaucoup ſont foibles , ont le ventre gros & élevé ,
ſont ſujets aux deſcentes & aux ver-
mines. Cette obſervation eſt eſſentielle , particulièrement pour la Picar-
die , l'Artois & la Flandre.

Le beurre eſt préjudiciable aux perſonnes repletes. Les bilieux doivent
auſſi en uſer bien modérément, parce
que ſes parties huileuſes s'enflamment
aiſément, & ſe tournent en bile.

Le beurre frit ou rouſſi perd une
partie de ſes bonnes qualités , & ac-
quiert de l'âcreté.

Le beurre arrête l'effet des poiſons
corroſifs : l'huile a le même avantage.

4°. Le fromage eſt la partie la plus

grossière du lait. Celui de vache nourrit beaucoup, & digère assez difficilement. Celui de brebis est moins compacte, & nourrit moins : celui de chévre se digère encore plus aisément.

Pour que le fromage soit bon, il faut qu'il soit convenablement salé : il ne doit être ni trop nouveau ni trop vieux. Dans ce juste dégré il excite l'appétit. Trop nouveau, il est difficile à digérer, & cause des vents & des obstructions; trop vieux, il échauffe, produit des sucs âcres, & rend le ventre paresseux.

Ceux qui aiment le fromage doivent se rappeller ces vers de l'Ecole de Salerne.

>> Après la chair vient le fromage ;
>> Qui moins en mange est le plus sage.

Ceux qui sont menacés de pierre ou de graviers doivent absolument s'en abstenir.

5°. Les œufs nourrissent beaucoup,

& forment un bon aliment : ils adoucissent les humeurs de la poitrine, & augmentent l'humeur séminale.

Le seul défaut des œufs est d'échauffer & de resserrer, sur-tout quand ils sont durs, trop cuits, secs & brûlés.

Les œufs frais, à la coque, sont fort sains. En général, les préparations d'œufs où il entre peu de beurre, de sel & de poivre, sont les plus salutaires. Ainsi, après les œufs à la coque, les œufs au plat, au verjus, au bouillon, à l'eau, pochés, en omelette, pourvu qu'il n'y ait ni ciboule ni persil, sont préférables à toutes les autres façons de les accommoder.

L'Ecole de Salerne prescrit de boire un coup après chaque œuf :

      » *Singula post ova, pocula sume nova.*

Et je crois qu'elle a raison.

Les œufs vieux ne sont pas aussi bons que les nouveaux. Ils échauffent,

G iv

& produisent un mauvais suc. Pourquoi ne se sert-on pas, pour les garder dans leur fraîcheur, de quelques secrets connus ? En les enduisant
plusieurs fois d'huile, ou de quelques
couches de vernis, on les conservera
long-temps dans leur bonté; mais le
peuple, sur-tout celui de la campagne, sera toujours peuple.

Quand on veut conserver quelques
jours des œufs frais, il n'y a qu'à les
mettre dans l'eau fraîche, & la renouveller chaque jour.

6°. La soupe n'est autre chose que
du pain trempé dans du bouillon. Elle
varie suivant l'espéce de bouillon avec
lequel on la fait.

La soupe grasse, faite avec un
bouillon composé de bœuf, mouton,
volaille, carotte & panais, est la
meilleure de toute, pourvu qu'on ait
soin de bien dégraisser le bouillon,
avant de la tremper. Cette soupe hu-

mecte & rafraîchit ; mais lorsqu'on la masque avec du jus, des coulis ou des bisques, elle devient pesante, de difficile digestion, & échauffe.

La soupe maigre la plus simple est la meilleure ; telles sont la panade, la soupe à l'oseille, à l'oignon, &c. Les bisques, coulis ou purées maigres ont les mêmes défauts que les gras.

La soupe est bonne pour les tempéramens secs, bilieux, pour les personnes qui ont la poitrine délicate, & qui sont maigres.

La soupe est contraire aux tempéramens replets, mélancoliques, phlegmatiques, & aux estomacs remplis d'humeurs visqueuses.

C'est un grand, & très-grand défaut de faire mitonner la soupe, c'est-à-dire de faire bouillir le pain dans le bouillon ; on en fait de la colle très-difficile à digérer, & qui produit beaucoup de vents & de glaires. La soupe simplement trempée est d'un meilleur goût, & bien plus saine.

C'est un autre défaut de manger la soupe trop chaude : par ce moyen on brûle le velouté de l'estomac : ce velouté racorni, perd une partie de son ressort, & fournit moins de suc gastrique ; ce qui produit des indigestions, & des maux d'estomac cruels. Il faut dire la même chose de ceux qui ont la manie de boire toutes les liqueurs trop chaudes, telles que le bouillon, le caffé, le thé, &c. Ceux qui président à l'éducation des enfans, doivent faire une attention particulière à cette observation.

Le riz, la semoule & le vermicelli tiennent quelquefois lieu de soupe, sur-tout en gras : ce sont des alimens assez sains & nourrissans. Il ne faut pas cependant en faire un usage trop fréquent, singulièrement du riz, parce qu'il est lourd, difficile à digérer,

& qu'il pourroit épaiſſir le ſang,& cauſer des obſtructions. Je ne parle ici
que pour les gens oiſifs, ſédentaires,
& qui ne font pas d'exercice ; car il
n'y a pas de meilleur nourriture pour
les ouvriers, les matelots, les ſoldats,
les gens de la campagne & les pauvres, ſur-tout quand il fait toute leur
nourriture.

Des aſſaiſonnemens, & des préparations des alimens.

Les principaux aſſaiſonnemens ſont
le ſel, le ſucre, le poivre, le gingembre, le clou de girofle, la muſcade,
la canelle, la coriandre, la moutarde
& le vinaigre.

1°. Le ſel marin, qui eſt le ſeul dont
on ſe ſert pour les alimens, eſt purgatif (quand il eſt pris à une certaine
quantité, comme trois à quatre onces), déterſif & deſſicatif : il excite
l'appétit, aide à la digeſtion, empê-

che la trop grande fermentation des
alimens & des liqueurs, fait couler
les humeurs par les urines : enfin il
résiste à la pourriture.

Il ne faut pas cependant en prendre avec excès ; car ce puissant des-
sicatif excite la soif, déssèche le sang,
le coagule, le corrompt, & produit
le scorbut.

2°. Le sucre est atténuatif, béchi-
que & résolutif : il écarte la corruption : il conserve & augmente la partie balsamique du sang, & contribue
à une grande formation de chyle. Il
convient singulièrement aux vieillards.
Il est encore bon contre la toux & la
pituite.

Il ne faut pas cependant faire trop
d'usage du sucre : inflammable de sa
nature, il allumeroit la bile, corrom-
proit les gencives, & attaqueroit les
nerfs. Il est contraire aux bilieux &
aux mélancoliques.

Le sucre sert merveilleusement à conserver les fruits.

3°. Le poivre est chaud, desficatif, carminatif, incisif, atténuatif & résolutif : il fortifie le cerveau, les nerfs & la vue. Il est bon contre les froideurs & les flatuosités de l'estomac : il résiste à la malignité des humeurs : il est propre aux vieillards, aux phlegmatiques, aux mélancoliques, & à tous ceux qui ont des humeurs visqueuses. Il sert aussi à replacer la luette, quand elle est relâchée.

Le poivre est pernicieux aux tempéramens bilieux & chauds, parce qu'il enflamme le sang : tous les tempéramens doivent même en user sobrement.

4°. Le gingembre approche assez de la nature du poivre, & produit les mêmes effets : il est cependant moins fort.

5°. Le clou de girofle a un parfum

des plus agréable : il a , à-peu-près, les
mêmes qualités & les mêmes défauts
que le poivre.

6°. La muscade est aussi aromatique
que le girofle , & ressemble au poivre pour ses bons & mauvais effets.

Le macis , qui est l'enveloppe de la
noix muscade , a plus de force que la
muscade même : on en faisoit autrefois
plus d'usage qu'à présent ; la mode en
est presque passée.

7°. La cannelle est aromatique , céphalique , très - cordiale & hystéri-
que : elle convient aux vieillards , aux
phlegmatiques , & aux mélancoliques.

Prise avec excès , elle a les mêmes
défauts que le poivre.

8°. La coriandre est à-peu-près de
la même nature que la cannelle : elle en
a les mêmes propriétés (à l'exception
d'être aussi cordiale) & les mêmes défauts.

9°. La moutarde est une pâtel i-

quide, composée de graines de moutarde broyées, & mêlées avec du vin
blanc ou du vinaigre : elle est meilleure avec le vin blanc ; mais elle picote davantage, & excite mieux l'appétit quand elle est faite avec le vinaigre.

La moutarde ranime l'appétit, dissi-
pe les humidités grossières & super-
flues, & aide à la digestion. Elle convient particulièrement à ceux qui ont
l'estomac & les intestins embarrassés de
viscosités, aux tempéramens phlegmatiques & aux vieillards.

La moutarde échauffe beaucoup,
& rend les humeurs âcres. Les jeunes
gens, les tempéramens chauds &
bilieux doivent s'en abstenir.

10°. Le vinaigre est une liqueur acide, pénétrante, volatile, végéta-
ble, qu'on tire du vin, par la fermentation.

Le vinaigre est astringent & rafraîchiffant : il excite l'appétit , aide à la digeftion , appaife les ardeurs de la bile , & réfifte au mauvais air. Les jeunes gens bilieux peuvent en faire ufage.

Le vinaigre , fur-tout pris en trop grande quantité , picote fortement l'eftomac , & les inteftins , & attaque les nerfs. Les gens maigres , ceux qui ont la poitrine foible , qui touffent ou qui refpirent avec peine , les vieillards & les mélancoliques doivent abfolument fe l'interdire.

Il y a encore plufieurs plantes ou fruits qui entrent dans l'affaifonnement des alimens. Je dirai un mot des plus ufités.

1°. Le perfil a une odeur agréable & aromatique. Il provoque l'urine , leve les obftructions , chaffe les vents , corrige les mauvaifes haleines , & réfifte au venin ; il eft propre contre la pierre de la veffie & des reins. Il convient aux vieillards , aux phlegmatiques & aux mélancoliques.

Les feuilles de perfil font vulnéraires : pilées & appliquées fur le fein , elles diffipent le lait des mamelles.

Le perfil échauffe beaucoup : il eft dangereux aux bilieux & aux tempéramens chauds.

2°. La farriette eft céphalique , pénétrante , hyftérique & diurétique : elle excite l'appétit , aide à la digeftion & chaffe les vents : elle eft bonne pour les vieillards , les phlegmatiques & les mélancoliques.

La farriette échauffe beaucoup , & met les humeurs en fermentation : elle eft contraire aux jeunes gens bilieux , & d'un tempérament chaud.

3°. La fauge, outre les bonnes qualités de la farriette , a encore l'avantage de tuer les vers , & de débarraffer les poumons des afmatiques. Mâchée le matin à jeun , elle fait cracher.

On prend les feuilles de la petite espéce en forme de thé, pour fortifier le cerveau, l'estomac, & pour nettoyer les reins & les poumons. L'Ecole de Salerne en fait cet éloge magnifique.

» *Cur moriatur homo, cui salvia crescit in horto?*

La sauge a cependant les mêmes défauts que la sarriette, quand on en fait un trop grand usage.

4°. Il faut dire la même chose du thym & du laurier.

5°. La ciboule, l'oignon, l'échalote & l'ail sont à-peu-près de même nature, à quelques dégrés de force près. Ils excitent l'appétit, fortifient l'estomac, chassent la pierre de la vessie & des reins, & résistent au mauvais air, sur-tout l'ail. Ils ne conviennent qu'aux vieillards, & à ceux qui abondent en humeurs crasses, ou qui font accoutumés à de longs & pénibles travaux.

L'ail , l'oignon , &c. échauffent confidérablement, enflamment la maffe du fang , caufent des maux de tête , des rapports défagréables , & donnent une haleine & une tranfpiration fortes & de mauvaife odeur. Les jeunes gens chauds, bilieux, & ceux qui font d'une complexion délicate, doivent s'en abf-tenir , ou en manger fobrement & ra-rement.

6°. Le citron & l'orange entrent dans bien des ragoûts , foit par rap-port à leur jus , foit par rapport à leur écorce réduite en poudre. On peut fe rappeller ce que nous avons dit ci-deffus de leurs bonnes & mauvaifes qualités.

7°. Enfin, on fait ufage, dans la nou-velle cuifine, d'effence de jambon : rien de plus chaud, de plus âcre & de plus nuifible à la fanté.

Voici quelques régles pour la préparation des alimens.

Avant que d'entrer dans le détail de ces régles, il est un principe géné-néral, qu'il ne faut point oublier ; c'est que les alimens les plus simples sont les meilleurs & les plus sains.

1°. Une soupe naturelle, du bouilli pas trop cuit, des côtelettes tendres sur le gril, un rôti, soit de viande de boucherie, sur-tout de bœuf & de mouton, soit de volaille ou de gibier, dont la chair est blanche, comme perdrix, laprau, &c. & quelques fruits cuits donnent une nourriture agréable & salutaire.

2°. Il est bon de battre la viande avant que de la faire cuire : elle en devient plus tendre & plus succulente.

3°. La viande gardée pendant quelques jours est plus tendre, & a meilleur goût que la fraîche. Il n'en est pas ainſi du poiſſon, à l'exception de la groſſe raie.

4°. Le bœuf, le mouton & la volaille bouillis ſont fort ſains, pourvu qu'ils ne ſoient pas trop cuits ; car alors ils perdent leur ſuc, & n'offrent plus qu'un corps inſipide, inutile & difficile à digérer.

5°. La viande rôtie eſt la plus ſaine, parce que ſon jus & ſes ſels y ſont reſtés. Pour bien faire rôtir les viandes noires, comme le bœuf, le mouton, le levraut, le canard, &c. il faut les expoſer à un très-grand feu, afin d'en ſaiſir la ſuperficie, & d'empêcher que le jus ne s'échappe. Ces viandes ne veulent pas être trop cuites : au contraire, il faut les ſervir ſaignantes : elles en ſont bien plus tendres, plus ſucculentes, plus nourriſſantes, & plus faciles à digérer.

6°. Le veau, le cochon, l'agneau, le lapreau, le poulet, & toutes les viandes blanches, fur-tout celles des jeunes animaux, veulent plus de cuiffon que les viandes noires : il n'y a que ce moyen pour deffécher leurs parties vifqueufes & gélatineufes, & pour les rendre d'une digeftion moins difficile.

7°. Les hors-d'œuvre, tels que le boudin, les fauciffes, andouilles, rognons & pieds de moutons, &c. veulent être fort épicés ; ce qui les rend très-mal fains.

8°. Les ragoûts où il entre beaucoup de fel, d'épices, d'effence de jambon, de champignons, truffes, &c. échauffent confidérablement, & produifent beaucoup de maladies : ce font les vrais patrimoines des Médecins. Vivent les ragoûts de nos pères, qui fe bornoient à la fricaffée de poulet, aux pigeons en compote & au hochepot !

9°. Les viandes frites font indigeftes , s'aigrissent dans l'estomac , & sont dangereuses , sur-tout aux tempéramens foibles.

10°. La pâtisserie , telle que les pâtés chauds & les tourtes , soit de viande , soit de crême ou de fruits , est pesante sur l'estomac, difficile à digérer , & capable d'enflammer le sang , à cause des épices , du sel ou du sucre & des aromates, qui y entrent nécessairement en grande quantité.

11°. Les pâtés froids , les daubes froides , le jambon , les langues , le cervelas , les mortadelles , &c. sont pesans , difficiles à digérer , & échauffent : ces mets sont pernicieux pour les estomacs foibles, & pour tous ceux qui ne font pas beaucoup d'exercice.

12°. Les entremets sont inventés pour exciter l'appétit , & par conséquent pour surcharger des estomacs déja remplis ; ainsi ceux qui sont sains par eux - mêmes , comme certaines

crêmes, les œufs, les plantes potagères, &c. font toujours dangereux,
parce qu'ils provoquent un faux appétit. Que penfer de ceux qui font
pernicieux de leur nature, tels que
certaines pâtes frites, &c?

13°. Les falades font en général affez
mal-faines : la cuite feule peut fe laiffer manger fans inconvénient, pourvu qu'il n'y ait ni anchois, ni autres
drogues capables de déranger l'eftomac. Pour la crue, comment un eftomac furchargé de mets différens, &
fouvent contraires, peut-il la digérer,
fur-tout quand on la mange au fouper ?

14°. Ce qui compofe ordinairement
le deffert, comme les fruits cruds, les
différentes efpéces de fromages, les
glaces, les échaudés, bifcuits, ma-
carrons, &c. veut être pris avec modération. Il y a même beaucoup de
perfonnes délicates qui doivent s'en

abftenir,

abftenir, & fe contenter d'un peu de compote, ou de confiture.

15°. En maigre, ce font moins les alimens qui incommodent, que le beurre, le fel & les épices qu'on y fait entrer en abondance. Rien de plus falutaire que la plûpart des 'égumes & des poiffons, fi on les apprêtoit fimplement. Le poiffon à l'eau ne peut caufer aucune incommodité : il y en a plufieurs, tels que la fole, le merlan, &c. qui frits font très-fains. Il eft vrai qu'il y en a de certains, comme l'anguille, la lamproie, &c. à qui il faut néceffairement un affaifonnement piquant & relevé ; mais ce font ceux que nous avons regardés comme les moins falutaires, & que nous nous donnons bien de garde de confeiller, fur-tout aux eftomacs mauvais & aux perfonnes qui ne font pas d'exercice. Le poiffon au bleu ou grillé eft encore fort fain.

16°. Les légumes , qui ne font pas trop chargés de fel , d'épices & de beurre , en particulier les farineux , donnent une nourriture agréable & facile à digérer.

17°. Les œufs , dont nous avons parlé aſſez amplement, accommodés d'une manière ſimple,& ſur-tout à la coque,ſont très-ſains , ainſi que le laitage,

Nos pères , dit-on, ſaloient beaucoup plus que nous ; cela eſt vrai ; mais ils ſe ſervoient bien moins d'épices que nous ; ils ne connoiſſoient pas les eſſences de jambon ; ils avoient moins de ragoûts que nous : auſſi vivoient-ils plus long-temps,& ſans toutes ces incommodités qui nous affligent dès la jeuneſſe.

De la maſtication.

Quiconque veut jouir d'une bonne ſanté , doit bien broyer les alimens dans la bouche , avant de les avaler.

La digestion commence dans la bouche, & se perfectionne dans l'estomac. Si les alimens sont mal triturés avant que de descendre dans ce viscère, ils ne font qu'un mauvais chyle ; ce qui occasionne des maux d'estomac, des vents, des glaires, & toutes les suites funestes de ces incommodités.

Les Médecins ont long-temps disputé sur le principe de la digestion. Les uns l'ont placé dans la chaleur de l'estomac ; les autres dans la trituration, & les derniers dans l'action du suc gastrique.

Sans entrer dans une longue & inutile discussion, j'admettrai le concours *

* Je crois ce sentiment incontestable. La chaleur seule de l'estomac ne fait pas digérer ; j'en prends à témoins les poissons, qui digèrent sans une chaleur remarquable. Le broyement ne suffit pas, puisque beaucoup d'animaux digèrent des pierres dures & des métaux, que les parois de l'estomac ne pourroient pas user. Le suc gastrique enfin agiroit-il seul sur les alimens gras, huileux ? Admettons donc ces trois agens, & je ne vois plus de difficulté.

de ces trois principes pour une louable digestion ; mais comme je les re-
trouve dans l'action de la mastication,
je ne puis refuser à la bouche les mêmes avantages qu'on accorde unani-
mement à l'estomac.

Dans la bouche, les alimens, même les plus froids, font échauffés,
font broyés par les dents, & font réduits en pâte, par le moyen d'une
quantité de salive à-peu-près égale à
celle des alimens.

Il faut donc bien broyer les alimens
avant de les avaler, fur-tout ceux qui
font durs & coriaces, tels que certaines chairs d'animaux & de poissons
falés, le pain raffis & les légumes farineux entiers, comme lentilles, pois, fèves, &c. Cette observation est essentielle pour les personnes qui ont l'estomac
foible, ou qui font peu d'exercice.

Il est nécessaire de ne pas perdre
inutilement la salive, cette liqueur

favonneufe , active , atténuante , ré-
folutive , qui , mêlée avec les alimens , commence à les changer en
une fubftance douce , balfamique &
chyleufe , que l'eftomac n'a plus qu'à
perfectionner, avant qu'elle paffe dans
le fang pour le rafraîchir , le renouveller , & remplir les indications de la
vie & de la nutrition. C'eft donc un
très-grand défaut de cracher fans ceffe,
fans befoin & par pure habitude : en
épuifant ainfi la falive , on perd infenfiblement l'appétit, on devient maigre , & l'on accumule fur fa tête bien
des maladies.

Il faut cependant bien diftinguer la
falive, de la pituite & des phlegmes qui
viennent de l'eftomac & de la poitrine.
Autant il eft néceffaire d'expulfer ces
humeurs gluantes , craffes & vifqueufes , autant il faut conferver & avaler
la falive.

Qu'on jette un coup d'œil fur un
H iij

malade ; c'eft lorfque la falive lui manque, qu'il eft en proie aux plus affreux
fymptomes.

Après une longue abftinence, la falive devient âcre ; ce qui arrive auffi
au fuc gaftrique : enfuite elle s'épuife
d'elle-même, & l'on eft étonné de ne
pouvoir pas manger, avec un befoin
bien fenfible : la raifon de ce contrafte
apparent eft cependant toute fimple ;
c'eft qu'il n'y a pas affez de falive
pour envelopper les alimens. Il feroit
même bien dangereux de s'efforcer
alors à manger beaucoup : il faut **au**
contraire prendre fouvent, mais **en**
petite quantité, des alimens faciles **à**
avaler, tels que la foupe, le riz, **la**
femoule, &c. afin de rétablir infenfiblement la falive & le fuc gaftrique.
C'eft l'âcreté de ce dernier qui, dans
la faim fait fouffrir l'eftomac, parce
que, n'ayant point de nourriture fur
laquelle il puiffe faire agir fes pointes

acides, il les tourne contre ce viscère.

Les personnes qui n'ont plus de dents sont à plaindre : elles doivent cependant prendre leur parti ; c'est-à-dire ne manger que des alimens faciles à broyer, & les retourner souvent dans la bouche, avant de les avaler.

DES BOISSONS.

De l'eau.

L'eau est la première & la plus naturelle de toutes les boissons. Le fameux *Hoffeman* l'appelle *la véritable panacée, ce reméde universel, que l'on a toujours si ardemment cherché, & qu'on n'a jamais découvert.*

L'eau est le premier dissolvant : c'est par cette vertu qu'elle fond les sels du sang, qui, sans elles, ne pourroient pas circuler : c'est elle qui fournit tous les fluides du corps : enfin, c'est elle qui est la base des alimens, comme elle en est le véhicule.

H iv

L'eau rafraîchit, humecte, aide à la digestion : elle lave, dissout les matières grossières attachées aux parties solides, & emporte avec elle les sels tartareux qu'elle rencontre sur son passage.

L'eau convient à toutes sortes d'âges & de tempéramens : cependant elle est plus nécessaire, & en plus grande quantité, aux bilieux & aux mélancoliques, qu'aux phlegmatiques & aux sanguins.

Il ne faut pas boire de l'eau par excès ; car alors elle accable & débilite les viscères, sur-tout l'estomac, & produit beaucoup de maladies : c'est donc une mauvaise méthode de boire trop d'eau, particuliérement entre les repas.

L'eau trop froide est capable de congeler les liqueurs, & d'en arrêter le cours : il est donc très-dangereux de boire de l'eau froide, spécialement

quand on vient de faire quelqu'exercice , & qu'on a chaud. De-là les
pleuréfies , les fluxions de poitrine ,
les fiévres , &c.

L'eau , par les différens corpufcules étrangers qu'elle peut contenir ,
eft capable de produire bien des maladies : c'eft donc une grande imprudence de boire de l'eau trop crue, comme celle de puits , de certaines fontaines , de certaines rivières vafeufes ,
ou bordées de tourbes , d'étangs , de
mare , fur-tout de ces mares où les
crapauds & d'autres animaux dépofent leur frai & leurs œufs.

La meilleure eau , pour la fanté ,
eft celle qui eft légère , pure , claire ,
& qui n'a ni odeur , ni couleur , ni
faveur.

On reconnoîtra ces bonnes qualités dans l'eau qui s'échauffe promptement, dans laquelle les légumes cui-
fent facilement , & avec laquelle le

favon s'incorpore aifément, & forme beaucoup de mouffe.

Quand on eft obligé de boire de l'eau qui n'a pas toutes ces qualités, il faut la faire bouillir, & l'expofer à l'air, avant d'en faire ufage.

Il n'y a rien de mieux, pour purifier l'eau, que les fontaines filtrantes : celles que *M. Ami* a inventées ont l'avantage de garantir des fuites pernicieufes de celles de cuivre ; mais font-elles totalement exemptes de danger ? Non fans doute : le plomb, dont elles font doublées, eft devenu fufpect, parce qu'il contient du mercure & des parties arfénicales : auffi commence-t-on avec raifon à demander qu'on emploie, pour les fontaines publiques, des tuyaux de fer fondu. Il n'y a point de meilleures fontaines que celles de grès, qui ont deux filtres, l'un de fable & l'autre d'éponges, pourvu que le robinet foit de bois. Par rapport

aux fontaines de *M. Ami*, j'ai remarqué que l'eau passée par les deux premiers filtres, l'un de sable & l'autre
d'éponges, est suffisamment dépouil-
lée de tous les corps étrangers qu'elle
roule avec elle, & qu'elle devient très-
limpide ; mais il ne faut pas faire usage
de celle qui est passée par le troisième
filtre : je me suis apperçu qu'à ce filtre
l'eau perd un certain baume ; ce qui la
rend très-crue, & l'empêche de répondre à l'épreuve du savon. L'eau de la
Seine, passée par le premier & le second
filtre des fontaines de grès, est agréable à boire, & excellente pour la santé.

Les meilleures eaux pour boire sont
celles de fontaine, de rivière & de
pluie ; mais il y a bien du choix :
avant que de se décider pour faire
usage de l'eau, soit de fontaine ou de
rivière, il faut l'essayer avec les expériences dont nous avons parlé ci-
dessus. Rien de plus important pour

la santé, que de boire de l'eau faine?

Du vin.

Le vin est la première, la plus agréable, & la plus faine de toutes les liqueurs fermentées.

Le vin pris modérément répare les efprits, fortifie l'eftomac, purifie le fang, augmente la circulation, favorife la tranfpiration, anime toutes les fonctions du corps, & même celles de l'efprit : il eft ami de la joie & de l'aimable liberté : c'eft auffi le lait des vieillards. Quoiqu'il foit bon pour tous les tempéramens, il convient cependant beaucoup mieux aux phlegmatiques, qu'aux bilieux.

Le vin pris avec excès échauffe beaucoup, corrompt les liqueurs, trouble le cerveau, dérange l'eftomac, enivre, & caufe plufieurs maladies fâcheufes.

Le vin vieux eft préférable au nouveau : le fel tartareux qu'il dépofe chaque année lui ôte de fon acide.

Le vin de Bourgogne eft le meilleur de tous, & le plus propre à entretenir la fanté.

Le vin de Champagne le difpute à celui de Bourgogne ; & ce n'eft pas fans raifon : il eft plus vif & plus volatil.

Le vin de Champagne blanc eft fort agréable : celui qui ne mouffe pas eft préférable au mouffeux. Il n'y a plus à préfent que les femmes & les enfans qui aiment la mouffe. En général les liqueurs mouffeufes, telles que le vin de Champagne, le cidre, & la bière portent à la tête, donnent des vents, troublent la digeftion, foulèvent les alimens & attaquent les nerfs.

Le vin d'Orléans eft plus froid, & moins volatil que les deux derniers ; auffi eft-il pefant, & nuifible aux eftomacs froids & fujets aux humeurs vifqueufes.

Les vins de Bourdeaux font fumeux, forts & pefans : vieux, ils perdent une partie de leur tartre, & deviennent plus aifés à digérer.

Le vin de Grave eft agréable & falubre.

Le vin du Rhin eft froid & pefant : il convient aux bilieux & aux fanguins.

En général , les vins blancs ont quelque chofe de plus flatteur que les rouges ; mais comme ils ont plus d'acides , ils picotent davantage , & font capables de nuire à la poitrine.

Tous les vins qui contiennent une fubftance douce , agréable & oléagineufe , tels que ceux de Hongrie , des Canaries , d'Efpagne , de Cypre , de Frontignan, &c. nourriffent beaucoup, & adouciffent les humeurs , quand on les prend pour cordiaux : les plus falutaires dans ce genre font ceux d'Alicante & de Rota ; mais tous ces vins étant moins fpiritueux que ceux de

Bourgogne & de Champagne, paſſent plus difficilement : pris en certaine quantité, ils troublent la digeſtion & le cerveau : ils ſont bons pour les tempéramens ſecs ; les autres s'en trouveroient incommodés.

Le cidre.

Le cidre eſt une liqueur ſaine, pectorale, rafraîchiſſante & nourriſſante : elle fortifie le cœur, & eſt bonne pour les ſcorbutiques & les mélancoliques.

Le cidre bu par excès n'enivre pas auſſi promptement que le vin ; mais cette ivreſſe eſt longue, & capable de cauſer de grands dérangemens dans l'économie animale.

Le cidre nouveau & doux cauſe le flux de ventre & la dyſenterie.

Le cidre doux ne ſe garde pas auſſi long-temps que le piquant ; mais il nourrit beaucoup, & convient aux tempéramens froids & ſecs.

Le cidre qui tire sur l'acide est rafraîchissant, & convient aux estomacs chauds & bilieux.

Celui qui est doux & piquant en même-temps peut causer des obstructions.

Le meilleur cidre est celui qui se fait avec des pommes âpres, sur-tout s'il est gardé un certain temps.

On appelle poiré, le cidre qui est fait avec des poires. Il est plus léger, & passe plus aisément que le pommé, mais nourrit moins. Il est pernicieux pour les personnes menacées de pierre ou de graviers.

La bière.

La bière est une liqueur vineuse, composée d'orge ou de froment, & de fleurs de houblon.

La bière bien conditionnée, c'est-à-dire bien cuite, ni trop nouvelle ni trop vieille, bien claire, & pas trop épaisse, telle que celle de Paris, nourrit, engraisse, rafraîchit, tient le ventre libre, nettoie les passages, purifie la masse du sang, & pousse par les urines. Elle est bonne à tous les tempéramens, excepté aux flegmatiques.

La bière double, extrêmement foncée & épaisse, nourrit davantage que la légère, & convient aux gens maigres.

La bière amère est bonne dans les embarras de la rate & du foie.

La bière trop nouvelle donne des vents, produit des ardeurs d'urine, & une espéce de gonorrhée capable d'épouvanter ceux qui ne font pas au fait de cet accident passager : un verre d'eau-de-vie pure la guérit dans l'instant.

La bière enivre : son ivresse se passe lentement; elle est même au moins aussi dangereuse que celle du cidre.

La bière cause des humeurs visqueuses : aussi voyons-nous les peuples qui
en font un usage journalier , boire
beaucoup de thé , d'eau-de-vie & fumer , afin de se débarrasser de ces matières crasses, qui fatiguent les viscères.

L'hydromel.

L'hydromel est un composé d'eau
& de miel : lorsqu'il est fermenté , on
l'appelle hydromel vineux. Il y a des
personnes qui y mettent une certaine
quantité d'eau - de - vie , ou de vin
blanc ; ce qui le rend plus fort.

L'hydromel ressemble assez au vin
de liqueur. Il fortifie l'estomac & le
cœur , ranime les esprits , adoucit les
âcretés de la poitrine , favorise la transpiration , & lâche le ventre. Il est bon
aux asmatiques & aux phthisiques.

L'hydromel ordinaire , qui n'a pas
fermenté , est le plus sain. Il ne faut
pas cependant qu'il soit trop nouveau ;

il peferoit fur l'eftomac, & pourroit
caufer des naufées & des vomiffemens.

L'hydromel vineux enivre, quand
il eft pris en certaine quantité. Cette
boiffon ne convient pas aux tempéramens bilieux,& feroit dangereufe dans
les fiévres ardentes.

Le caffé.

Le caffé eft une liqueur faite avec
les baies du caffé, rôties & moulues.

Autrefois on faifoit beaucoup rôtir le caffé : il en perdoit une partie
de fon huile & de fon goût, & de-
venoit âcre : on eft revenu de cette
mauvaife méthode. On le fait même
beaucoup moins bouillir qu'autrefois;
& l'on a raifon.

Le caffé diffipe les maux de tête,
fortifie l'eftomac, précipite la digeftion, raréfie le fang, diffout les humeurs vifqueufes, & pouffe par les
urines. Il eft bon dans les foibleffes

d'estomac , dans les dégoûts causés par une abondance d'humeurs , dans les coliques venteuses , & dans les suppressions des régles. Les personnes grasses , ou d'un tempérament phlegmatique peuvent en faire de temps en temps usage : enfin il est salutaire pour ceux qui ont bu avec excès.

Avec toutes ces bonnes qualités , l'usage journalier du caffé est pernicieux , parce qu'il est très-chaud & très-picotant , qu'il dissout les parties sulphureuses du sang , & occasionne une grande dissipation des esprits. Aussi est-il absolument contraire aux personnes mélancoliques , hypocondriaques , colériques , bilieuses , maigres , exténuées , & sur-tout à celles dont les nerfs sont prompts à s'émouvoir. Enfin il trouble le sommeil , à moins qu'on n'en fasse une habitude journalière.

Qu'on cesse donc d'imaginer que

le caffé foit auffi falutaire aux perfonnes fujettes aux affoupiffemens , & aux
maladies foporeufes , qu'on voudroit
le perfuader. Il eft bien vrai que le
caffé fouette le fang , & met les efprits en mouvement ; mais qu'arrive-
t-il après cette violente agitation ?
L'effet du caffé étant paffé , le fang &
les humeurs raréfiés & écumans fe
coagulent & fe congélent davantage ,
& rapprochent le danger qu'on vouloit écarter. Battez de la crême pendant un certain temps ; vous en faites
un corps folide , du beurre : fouettez
le fang ; il mouffe , il écume & produit une craffe épaiffe , qui bouche les
vaiffeaux capillaires , & produit mille
maux. L'expérience ne vient que trop
malheureufement appuyer ce raifonnement : jamais il n'y a eu tant de coups
de fang & d'apopléxies , que depuis
l'ufage du caffé.

Il faudroit regarder cette liqueur

comme un reméde néceffaire contre les indigeftions, les pefanteurs de tête, &c. & en ceffer l'ufage auffi-tôt qu'elle auroit produit l'effet qu'on en attendoit. Il faudroit faire mieux ; être fobre, & l'on n'auroit pas befoin de prendre chaque jour un reméde contre l'intempérance.

On corrige le caffé avec le lait ou la crême & le fucre : c'eft le déjeûner des Dames, à qui il eft moins pernicieux qu'aux hommes.

Le thé.

Le thé eft incifif, atténuatif, diurétique, apéritif & aftringent ; il lave le fang, diffipe les maux de tête, léve les obftructions des vifcères, facilite la digeftion, & foulage les coliques de l'eftomac. Il convient aux perfonnes replétes & pituiteufes, fur-tout aux Flamands qui font beaucoup d'ufage de groffe bière & de beurre.

Le thé picote & deffèche la poitrine ; auffi les perfonnes maigres , & qui ont la poitrine délicate, doivent s'en abftenir ; il n'eft pas plus falutaire pour ceux qui boivent du vin. D'ailleurs le thé caufe des foibleffes & des tremblemens.

En général, les grands lavages, & même le thé , pris fans néceffité , font pernicieux , parce qu'ils émouffent les fibres de l'eftomac , & qu'ils produifent à la longue de fauffes digeftions, des vents & des glaires.

Le thé mêlé avec le lait picote moins.

Il y a deux fortes de thé ; le thé bou & le thé verd. Je préférerois l'ufage du dernier, après le thé impérial , qu'il eft très-difficile de fe procurer fans être fophiftiqué.

Le chocolat.

Le chocolat a pour bafe le cacao :

on y mêle ordinairement des aromates,
& même des épices : la vanille y entre
communément.

On fait usage du chocolat, soit en
pâte & pastilles, soit dans les crêmes,
soit en boisson : c'est de cette dernière
manière de le prendre que je parle ici
particuliérement. On prépare le chocolat avec le lait, la crême ou l'eau
seule.

Le chocolat facilite la digestion,
nourrit beaucoup, adoucit les âcretés
de la poitrine, réveille les esprits &
l'amour, & résiste à la malignité des
humeurs. Il convient, sur-tout en hiver, aux vieillards & aux tempéramens phlegmatiques.

Il ne faut pas faire un trop fréquent
usage du chocolat, parce qu'il échauffe
considérablement, spécialement quand,
dans sa composition, il y a beaucoup
d'épices & d'aromates âcres, tels que
poivre, macis, vanille, &c. Il est absolument

folument contraire aux jeunes gens, & aux tempéramens chauds & bilieux.

Le chocolat de santé, où il entre moins d'aromates, a moins de parfum ; mais il expose à moins de dangers.

Des liqueurs spiritueuses.

Il y a deux sortes de liqueurs fortes & spiritueuses ; les bourgeoises & les distillées.

Les liqueurs bourgeoises sont composées de quelques fruits, fleurs, graines ou noyaux infusés dans l'eau-de-vie, & adoucis avec le sucre : souvent même on diminue la force de l'eau-de-vie, en y ajoutant du vin blanc ou de l'eau pure.

Les liqueurs distillées sont composées des mêmes drogues macérées & fermentées dans quelque liqueur, comme le vin ou l'eau-de-vie, & tirées à l'alembic. L'eau-de-vie de Dantzick,

cette liqueur si violente , n'est faite
qu'avec de l'avoine macérée & fer-
mentée dans l'eau.

En général , les liqueurs sont autant de poisons lents , qui minent la
santé : elles portent dans nos viscères,
& dans nos vaisseaux un feu qui déssèche les organes de la vie , & détruit
les ressorts qui font jouer l'économie
animale. Les moins pernicieuses sont
les bourgeoises , parce qu'elles sont
moins fortes. Les jeunes gens , les
tempéramens sanguins , bilieux & mélancoliques ne doivent point en faire
usage.

Les liqueurs prises le matin à jeun
sont plus pernicieuses qu'après le repas , parce qu'elles agissent plus fortement sur un estomac vuide , que sur
celui qui est chargé d'alimens.

On peut seulement regarder les liqueurs comme des remédes violens ,
dont on peut user dans certaines oc-

caſions, mais dont il ne faut jamais abuſer : dans ce ſens elles ſont bonnes contre les vents, les coliques d'hu-meurs, les réplétions flatueuſes ; elles animent les tempéramens phlegmati-ques : elles ſont encore ſalutaires de temps en temps à ceux qui font un uſage continuel de bière & d'ali-mens gras, tels que les Flamands ; mais ſur-tout qu'on ne perde pas de vue que ce n'eſt qu'à titre de reméde qu'on peut en faire uſage.

Des liqueurs rafraîchiſſantes.

Les liqueurs rafraîchiſſantes, telles que l'orgeat, la limonade, les ſirops de limon, de verjus, de groſeilles, que l'on prend dans l'été, entre les re-pas, ſont plus propres à flatter la ſen-ſualité, qu'à contribuer à la ſanté.

Ces liqueurs rafraîchiſſent beau-coup, & par-là troublent la digeſtion commencée, détruiſent l'eſtomac, &

occafionnent des fueurs défagréables
& fouvent dangereufes : c'eft donc
une mauvaife coutume d'en boire entre les repas , fans un befoin ur-
gent.

Les liqueurs rafraîchiffantes font
pernicieufes aux eftomacs lents &
froids , aux phlegmatiques & aux
mélancoliques.

Le Punch , dont les Anglois font
un grand ufage , n'eft autre chofe que
de la limonade , dans laquelle on ajoute
une certaine quantité d'eau-de-vie , ou
de raque (eau-de-vie très-forte , faite
avec du riz , dont les Siamois font un
grand ufage , & différente de la liqueur
que l'on tire dans l'Inde du palmier ,
& que l'on appelle auffi raque) ou de
vin blanc. Cette liqueur prife entre
les repas nuit à la digeftion , échauffe , enivre , dérange l'eftomac , le
cerveau , & déffèche : auffi contribue-
t-elle beaucoup à répandre en Angle-

terre cette maladie funeste, qu'on appelle la *consomption*.

De la sobriété.

Après avoir parlé des qualités plus ou moins salutaires des alimens, il convient de dire quelque chose de la quantité qu'on doit en prendre ; c'est par où je finirai ce Chapitre, qui m'a conduit loin, & que je quitterai cependant avec regret, dans la crainte d'avoir oublié quelque précepte essentiel à la santé.

Pourquoi les exemples de la vie longue & saine des premiers hommes, des solitaires de l'Arabie & de l'Egypte, & de tant d'autres, qui ont trouvé la santé dans le sein de la frugalité, ne suffisent-ils pas pour corriger la gourmandise ? Faut-il donc l'effrayer par le tableau de ses funestes effets.

Il faut si peu de chose pour nour-

rir notre corps, & lui conferver fa
vigueur, qu'il eſt étonnant combien
les hommes travaillent tous les jours
à chercher, dans les différens aſſaiſonnemens, d'agréables poiſons pour
ſurcharger d'alimens leur eſtomac !
Douze onces de nourriture ſolide &
de l'eau ſoutenoient les anciens ſoli-
taires juſqu'à une extrême vieilleſſe,
& ſans infirmités. *Louis Cornaro*, ce
Noble Vénitien, ſi célèbre par ſa ſobriété, ſe trouvant à l'âge de quarante ans dans un dépériſſement total,
employa envain toutes ſortes de remédes : laſſé de chercher dans la Médecine des ſecours, qui, bien loin de
le ſoulager, le faiſoient ſouffrir davantage, il ſe réduiſit à un régime extrêmement frugal & tempéré ; & bientôt il jouit d'une ſanté agréable, &
vécut au-delà de cent ans, ſans la
moindre incommodité. Combien de
gens ſe réduiſent tous les jours au

lait pour toute nourriture , & vivent long-temps , & sans infirmités , avec ce léger aliment ?

Il n'est pas possible de prescrire la quantité d'alimens qu'on doit prendre: le tempérament , l'âge , le climat , la saison & l'état, doivent y mettre nécessairement de la différence d'un homme à un autre homme. C'est à chacun à consulter ses forces , & à se juger au poids de la raison. Le plus sûr de ces poids , est, sans contredit , l'expérience. Toutes les fois qu'après le repas on a la tête libre , le corps dispos , & l'esprit sain & gai , c'est une preuve que l'on n'a pas trop mangé : au contraire , toutes les fois qu'après le repas le corps est lourd , l'esprit incapable d'application , qu'il survient des rots acides , nidoreux, fétides , & qui sentent les œufs pourris, qu'on éprouve un gonflement & une plénitude d'estomac , des foiblesses , le ho-

I iv

quet , un vomiſſement , des bâille-
mens , des feux , & une ſueur ſur le
viſage ou ſur la poitrine , enfin que la
langue eſt épaiſſe , la bouche mauvaiſe , la tête peſante , & que l'on a
des envies de cracher , ſur-tout en
s'éveillant pendant la nuit , c'eſt une
preuve certaine qu'on a fait de l'excès
dans le boire ou dans le manger : alors
il faut diminuer inſenſiblement les alimens , juſqu'à ce qu'on n'éprouve plus
aucune de ces incommodités. Si la
plénitude étoit conſidérable , & qu'elle
allât juſqu'au point d'être prêt à ſe
trouver mal , il faudroit prendre dans
l'inſtant de l'eau tiéde , du thé léger ,
ou même une infuſion de camomille
& de chardon bénit , afin de vomir
promptement , & de débarraſſer l'eſtomac.

Une régle de ſanté qui regarde
tout le monde , c'eſt de ſe lever de
table avec un peu d'appétit.

Les personnes d'un tempérament fort , vigoureux doivent , autant qu'il est possible , ne s'assujétir à aucun régime , sur-tout si elles font beaucoup d'exercice , & qu'elles jouissent d'une bonne santé : elles doivent donc manger froid , chaud , gras , maigre , &c. boire indistinctement du vin , de l'eau , du cidre , de la bière , le tout cependant sans faire aucun excès , malgré le conseil d'Hippocrate, qui, si l'on en croit la chanson , permettoit de s'enivrer au moins une fois par mois.

Les personnes qui font dans l'habitude de prendre beaucoup d'alimens, & qui , soit par sagesse , soit par goût ou par nécessité , veulent embrasser un genre de vie plus frugal , doivent en diminuer insensiblement la quantité : un changement trop subit pourroit devenir dangereux.

Les personnes d'un tempérament

I v

foible & délicat doivent manger peu.

Les fanguins & les bilieux doivent boire plus que les phlegmatiques & les mélancoliques.

Les enfans doivent manger fouvent ; il ne faut leur laiffer boire ni vin ni liqueurs fermentées & fpiritueufes, ni caffé, fi l'on ne veut pas perdre leur tempérament & les empêcher de grandir.

Les femmes doivent manger moins que les hommes.

Les jeunes gens qui grandiffent encore, doivent manger plus que les perfonnes faites.

Les perfonnes d'un âge mûr ne doivent manger que pour réparer les pertes de la tranfpiration, & des autres fécrétions.

Les vieillards doivent manger peu, & ne faire ufage que des alimens faciles à digérer.

Dans les pays froids, ont doit manger plus que dans les pays chauds , & prendre des nourritures plus folides. On fait que dans les climats extrêmement chauds , comme les Indes , l'Amérique méridionale , &c. le bœuf feroit un aliment trop fort. La volaille , du mouton , ou du gibier compofe le dîner : le foir on fe contente de fruits & de rafraîchiffemens.

Par la même raifon , on doit manger plus en hiver qu'en été. Les gens de Lettres , les Artiftes qui ne font pas beaucoup d'exercice , les gens oififs & les femmes doivent manger peu , & éviter les alimens folides , vifqueux & falés. Huit onces de viandes , douze à quinze onces , tant de pain que de racines ou d'herbes potagères , & une chopine , ou tout au plus trois demi-feptiers de vin avec de l'eau ; voilà la journée des perfonnes qui font peu d'exercice.

Les gens qui font beaucoup

d'exercice , comme certains artiftes ;
les ouvriers , les voyageurs , les gens
de la campagne , les foldats , &c. peuvent fe livrer à leur appétit , & ne
doivent point être fcrupuleux fur la
quantité & la qualité de leurs alimens.
Malheureufement, pour la plûpart, ils
font trop pauvres pour être embarraf-
fés du choix : ils fe croyent trop heureux quand ils ont le néceffaire.

Il eft plus fain de faire plufieurs repas qu'un feul. Eft - ce la fenfualité, la gourmandife, la mode , qui a
appris *aux gens comme il faut* , à n'en
plus faire qu'un ? Aujourd'hui les hommes dînent , & les femmes foupent.

En ne faifant qu'un repas , on charge trop l'eftomac. , la digeftion eft la-
borieufe , & ne produit qu'un mauvais
chyle , des vents & des glaires , d'où
naiffent les obftructions & mille maladies.

Il eft bon de déjeûner. Une croûte

de pain avec un verre d'eau & de vin ;
voilà le déjeûner des hommes. Une
croûte trempée dans une tasse de bouillon , ne peut faire que beaucoup de
bien le matin.

Les femmes ne boivent pas de vin
le matin ; mais elles savent s'en dé-
dommager sur le caffé au lait.

A dîner , la soupe , sur-tout point
mitonnée , du bœuf , avec un morceau
ou de mouton ou de volaille rôti , une
côtelette grillée , ou un ragoût simple
& bourgeois , un peu de compote ;
voilà la vie du sage.

Le soir un morceau de rôti sain ,
un peu d'entremets , très-rarement de
la salade , un peu de dessert , le tout
suivi d'une bonne heure de conversa-
tion agréable ; & l'on goûtera les douceurs d'un sommeil tranquille.

Il est bien plus sain de boire , pendant les repas , à petits coups , que
de se noyer l'estomac , en buvant plein

de grands verres ; rien ne dérange plus l'estomac, & ne désaltère moins.

Il est bon de manger à des heures réglées. Il n'y a que les gens d'un tempérament fort, & qui font beaucoup d'exercice, qui peuvent méprifer cette attention. Il y en a deux autres que tout le monde doit avoir.

La première, c'est de ne pas manger quand on fent fon estomac plein. Un repas paffé de temps en temps, rend les autres plus falutaires.

La feconde, c'est d'éviter la trop grande diverfité des mets, dans le même repas. Comment veut-on que l'estomac puiffe digérer différens alimens, bons en eux-mêmes, mais dont le mélange produit une violente fermentation, l'indigeftion, des vents, des glaires, &c ? C'est donc à tort qu'on fe plaint d'avoir un mauvais estomac, lorfqu'on le charge tous les jours, dans un même repas, de viandes, de poiſſons, de pâtés chauds & froids avec force croûte, de ſalade, de crêmes, de légumes, de ſucreries, de fruits, de bière, de vin, de glaces & de liqueurs ?

Le gras eſt-il préférable au maigre ? Laiſſons à la délicateſſe à préférer un de ces deux genres de vie, & croyons que ces deux eſpéces de nourritures ſont fort ſaines, lorſqu'on en uſe avec ſobriété, & qu'il n'entre pas trop d'épices dans l'aſſaiſonnement du maigre. Je ſuis même perſuadé que ce qui nous incommode le plus, c'eſt le paſſage alternatif de l'un à l'autre. L'eſtomac accoutumé à employer beaucoup de forces pour broyer les alimens ſolides du gras, ne fait plus que jouer avec le maigre ; mais revenant enſuite ſur le gras, pour retourner au maigre, il perd inſenſiblement ſa force,

& s'acquitte plus lentement & plus difficilement de ses fonctions. Après avoir fait long-temps maigre, comme après le Carême, il faut bien se ménager les premiers jours où l'on commence à manger gras : il faut se regarder comme des convalescens, qui doivent modérer leur appétit.

Une preuve que le maigre est une nourriture saine, & sans doute plus salutaire que le gras, c'est la longue vie des premiers hommes, des Philosophes appellés *Gymnosophistes*, de nos anciens Solitaires & Anachoretes, & des habitans de la côte de l'Asie, qui ne connoissoient d'autre nourriture que les fruits, les légumes, les racines, le lait & l'eau.

Combien n'avons-nous pas encore de Religieux astreins, par leur régle, au maigre, & qui vivent long-temps dans la plus brillante santé ? Heureux

état que celui des Religieux , s'ils ne
se faisoient pas des peines réelles de
la privation des biens & des plaisirs
chimériques !

Plus occidit gula quàm gladius.

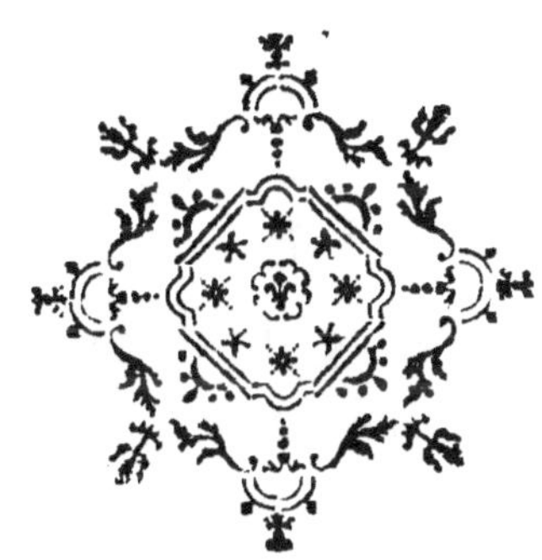

CHAPITRE IV.

Du sommeil & de la veille.

LE sommeil est la cessation des fonctions & des mouvemens volontaires, propre à rétablir les organes, & à réparer les pertes causées par l'exercice, pendant la veille.

La veille au contraire, est un état d'action, pendant lequel le corps est fatigué & affoibli.

Pendant la veille, tout use notre machine. Notre propre mouvement, joint aux frottemens des corps extérieurs qui nous environnent, détache insensiblement de notre composition une infinité de parties, que nous ne pouvons réparer que pendant un sommeil doux & paisible.

Les avantages & les agrémens de la veille se font aisément sentir. Pourvoir aux besoins de notre corps , lui donner les nourritures convenables , remplir les devoirs de notre état, cultiver nos amis , se livrer aux délices de l'étude , se délasser du travail dans un cercle choisi ou dans une promenade agréable , jouir enfin de soi-même , penser & exister ; voilà l'esquisse de la journée du sage. Le sommeil mis en parallèle , n'est pour l'homme actif qu'une mort prématurée; cependant elle est nécessaire, cette image de la mort, qui, chaque jour , nous prive, pendant un certain temps , de nous-mêmes.

La veille poussée trop loin échauffe , épuise les forces , dessèche le corps , intercepte la transpiration , & produit toutes les maladies qui en font les suites , telles que fièvres , rhumatismes , goutte , hydropisie , &c , avance la vieillesse avec toutes ses infirmités , & accélère une mort véritable.

Un sommeil doux, tranquille, proportionné à l'âge, au tempérament, à la saison, & pris à des heures convenables, entretient la souplesse des membres, excite la transpiration, délasse le corps, rafraîchit l'esprit, répare les forces perdues pendant la journée, sert enfin à distribuer le chyle dans les vaisseaux, & à répandre & placer les sucs nourriciers dans les solides.

Ce n'est pas que le sommeil trop long n'ait ses inconvéniens : il rend le corps pesant & phlegmatique : au lieu de réparer les forces, il les diminue, en procurant une transpiration trop abondante, & par-là il devient pernicieux, sur-tout à ceux qui ont la poitrine délicate : enfin il dérange la mémoire, & appésantit l'esprit. La raison en est bien simple ; pendant le sommeil il se fait peu d'esprits animaux, ce fluide miraculeux, qui coule dans

les nerfs pour exécuter les mouvemens
volontaires & vitaux.

Le jour est fait pour veiller ; la
nuit pour dormir : c'est le souhait de
la Nature. Pendant le jour, le soleil
enlève de dessus la terre les vapeurs
& les exhalaisons nuisibles ; l'air en
est plus sain : la nuit, ces vapeurs ne
s'élèvent guère au-dessus de la terre,
& y retombent par leur propre poids ;
l'air en est moins sain, sur-tout pendant l'été, à l'heure du serein : la douce chaleur du lit nous empêche d'é-
prouver ces influences malignes. Qu'on
parcoure la campagne ; &, malgré la
misère qui y régne, & qui malheu-
reusement ôte au pauvre cultivateur
une partie de ses besoins, on la trouvera peuplée de gens forts, vigoureux & sains : pourquoi ? Dociles à
la voix de la Nature, ils travaillent
sans inconvénient pendant la journée,
parce qu'ils dorment tranquillement

pendant la nuit. La mollesse, en chan-
geant l'ordre, se prépare des incommodités sans nombre.

En général, l'heure la plus convenable pour se coucher est vers les dix
heures : on se trouve, par ce moyen,
en état de se lever entre cinq & six
heures du matin, & de remplir les
obligations de la journée. Quelles délices, dans la belle saison, de jouir
des prémices d'un beau jour, & de
goûter la fraîcheur d'une brillante ma-
tinée ! Quel avantage pour les personnes de Lettres & les gens de Cabinet,
de se trouver, après un repos paisible,
au milieu de leurs livres & de leurs
papiers, dans la tranquillité du matin,
temps où l'esprit est plus vif, plus fort,
plus susceptible d'idées nettes & brillantes, plus propre enfin à l'application !

Il faut mettre environ une heure &
demie entre le souper & le coucher ;

fans cette attention , la première digeftion n'étant pas achevée , les fucs
groffiers & vifqueux des alimens fe
mêlent avec le véritable chyle , paffent avec lui dans le fang , & dépofent
dans les parties folides des humeurs
craffes , capables de déranger l'économie animale.

Il eft très-effentiel à la fanté , & en
particulier pour les perfonnes d'un
tempérament foible , de ne pas trop
fouper , fi l'on veut avoir un fommeil
doux & tranquille. L'eftomac chargé
d'alimens , digère difficilement : il
éprouve même une violente fermentation , qui jette de l'inquiétude dans
toute la machine : on s'agite dans le
lit ; on fe remue , & l'on fe fatigue.
Envain appelle-t-on le fommeil ; il
fuit loin de l'intempérance , ou fi ,
après s'être fait long-temps défirer, il
vient affaiffer des fens agités , il eft
fouvent interrompu & accompagné

de rêves pénibles, de fueurs forcées & défagréables : enfin, en s'éveillant après un pareil fommeil, on fent des aigreurs, on a la bouche mauvaife, la tête pefante, & l'on fe trouve plus las & plus fatigué qu'on ne l'étoit en fe couchant.

La tranquillité de l'ame eft encore néceffaire pour goûter les douceurs d'un fommeil falutaire. Les grandes paffions, telles que l'ambition, l'intérêt & l'amour, fur-tout quand la jaloufie marche à la fuite de cette dernière, troublent toutes les facultés intérieures, agitent nos fens, & tiennent tout notre être dans une efpèce de mouvement convulfif, incompatible avec un fommeil bienfaifant.

Il eft bon auffi de fe coucher & de fe lever tous les jours à-peu-près aux mêmes heures : le fommeil en devient plus prompt, moins interrompu, & plus falutaire. Remarquez que je ne

parle

parle pas ici pour les perſonnes d'un tempérament robuſte ; elles peuvent varier, ſuivant leurs occupations, les heures de leur ſommeil, pourvu cependant qu'elles n'abuſent pas de la permiſſion.

Il eſt très-pernicieux pour les gens de Lettres de travailler la nuit. Après un ſommeil modéré, l'eſprit eſt bien plus capable d'application qu'il ne l'eſt après les fatigues d'une journée.

Les habitans des climats chauds, tels que les Indiens, les Amériquains méridionaux, les Afriquains, les Italiens, les Eſpagnols & les Portugais dorment après leur dîner. Je ne blâme point un uſage, que la chaleur exceſſive du milieu de la journée rend ſans doute utile, & peut-être néceſſaire ; mais dans nos climats tempérés & froids, je crois qu'il eſt mal-ſain de contracter cette habitude. Outre qu'elle trouble la digeſtion, & qu'elle rend

K

le corps & l'esprit pesans, on s'expose à ne pas jouir d'un repos agréable la nuit suivante.

La longueur du sommeil dépend du tempérament, de l'âge & de la saison. Six à sept heures de sommeil suffisent pour les gens d'un âge fait. Sept à huit sont nécessaires aux jeunes gens.

Il en faut neuf à dix aux enfans, aux femmes, & aux personnes d'une foible complexion.

Les vieillards qui dorment six heures d'un bon sommeil, doivent être contens, & jouissent d'une bonne santé.

Je ne parle pas ici des personnes malades ou infirmes : comme leur sommeil est ordinairement laborieux & interrompu, il n'y a point de régle fixe à leur prescrire.

Le sommeil est plus fort & plus agréable dans l'hiver que pendant l'été; ainsi, pendant cette saison, on peut y confacrer une demie heure , ou une heure de plus.

C'eſt une bonne méthode de ſe lever auſſi-tôt qu'on ne dort plus. Par ce moyen on ſe prépare un repos facile pour la nuit ſuivante. D'ailleurs, en reſtant au lit des heures entières après un ſommeil ſuffifant , on perd la plus précieuſe partie du jour : c'eſt méprifer la véritable vie, celle de l'ame ; c'eſt abrutir ſes facultés ; c'eſt enfin ſe ſacrifier à la molleſſe , & s'expoſer aux accès d'une paſſion brutale.

On paſſe à ces femmes qui n'ont, pendant toute une journée ,. d'autres occupations qu'un billet doux à recevoir ou à écrire , une toilette à faire , une viſite à rendre , ou à aſſiſter au ſpectacle , à repréſenter à un joli ſouper , & à s'ennuyer au brelan , de ſe décharger , pendant douze heures , dans les bras de la pareſſe , du poids de leur exiſtence ; mais que des hommes, faits pour partager leur temps entre les affaires & l'étude, restent jusqu'à midi dans le lit, c'est ce que j'aurois peine à concevoir, si je connoissois moins notre siécle. Aussi qu'ils sont bien punis, ces paresseux, que la terre supporte avec regret, & que le soleil fuit ! Jamais ils ne goûtent les charmes de l'aurore : absorbés dans leur nonchalance, une violente & longue transpiration énerve leur corps & leur esprit, & leur ôte l'appétit, sans lequel, au milieu des repas les plus voluptueux, ils languissent sans goûts & sans plaisirs. Mettez à la même table un laboureur qui a travaillé depuis quatre heures du matin, & un petit-Maître, ou une femme *du bon ton* (c'est à-peu-près la même chose), dites-moi ; de qui envierez-vous le fort ?

La meilleure façon de se coucher, est de se placer sur le côté droit, &

d'avoir le corps étendu : dans cette situation , toutes les parties solides font dans une pofition favorable , & le fang & les liqueurs fe répandent facilement jufqu'aux extrémités , parce que le cœur ayant fa pointe panchée vers la partie droite du poumon , a le plus grand jeu poffible de fyftole & de diaftole.

Les perfonnes repletes , pituiteufes & fujettes aux étouffemens & à l'afthme , ne doivent jamais fe coucher fur le dos ; dans cette pofition , la refpiration eft gênée , & la pituite incommode beaucoup.

Les perfonnes qui font menacées de gravier , de pierre , ou qui ont des douleurs de reins , doivent fe coucher prefque fur le ventre : dans cette fituation les reins s'échauffent moins , les urines filtrent plus aifément , & dépofent moins dans le fond de la veffie.

K iij

Il faut bien prendre garde de se coucher dans un lit dont les pieds sont plus élevés que la tête ; dans cette position le sang porte à la tête, & peut occasionner bien des accidens. Il est bon au contraire d'avoir la tête plus haute que le reste du corps ; on en respire plus aisément, & la circulation du sang est plus louable.

Il est nécessaire d'être assez couvert dans le lit, pour se procurer une transpiration favorable : d'ailleurs, c'est s'exposer à des rhumatismes cruels que d'être découvert dans le lit, même en été. Il ne faut pas cependant se couvrir au point de suer. La transpiration modérée est salutaire ; la sueur forcée, comme une transpiration trop abondante, affoiblit considérablement, & énerve. Un lit trop mollet n'est pas sain, sur-tout en été ; la transpiration y est trop violente ; mais comment corriger la mollesse ?

CHAPITRE V.

De l'exercice.

RIEN de plus effentiel à la fanté que l'exercice : c'eft une vérité dont les Anciens devoient être moins perfuadés que nous, puifqu'ils ignoroient la circulation du fang ; cependant ils la mettoient en pratique avec beaucoup d'exactitude. *Cyrus*, ce Prince fi fage, fit une Loi qui ordonnoit aux Perfans de faire chaque jour quelqu'exercice, avant leurs repas. Chez les Grècs, on élevoit la jeuneffe dans toutes fortes d'exercices ; la lutte étoit un des premiers. Le champ de Mars, chez les Romains, étoit deftiné pour accoutumer les jeunes gens aux exercices du corps. Que dis-je ? Ce peuple heureux & invincible, tant qu'il méconnut ou méprifa la molleffe, vé-

cut fain & vigoureux , près de cinq
fiécles , fans avoir de Médecins ; faveur infigne , qu'il dût fans doute &
à fes exercices journaliers, & à fa frugalité. Ce font , au rapport de Plu-
tarque , les exercices , tant du champ
de Mars , que de la guerre , qui firent de Céfar , d'une conftitution délicate , un héros infatiguable.

L'expérience nous apprend que
les ouvriers qui fatiguent plutôt d'une
partie du corps que d'une autre , ont
cette partie plus robufte que le refte
de la machine. Nous-mêmes , comparons notre main droite avec la gauche , & nous trouverons la première
bien plus groffe , & plus forte que
l'autre : la raifon en eft fimple ; c'eft
que la droite agit davantage que la
gauche. Cette dernière obfervation
me fournit ici une réfléxion bien importante pour l'éducation des enfans.
On devroit les accoutumer de bonne

heure à fe fervir alternativement & indiftinctement des deux mains, foit pour manger, foit pour travailler, foit pour jouer : par ce moyen ils feroient auffi forts & auffi adroits de l'une que de l'autre : d'ailleurs, en perdant un bras, ils ne fe trouveroient pas dans l'embarras où l'on voit plufieurs manchots du bras droit. En vérité, je ne vois pas la raifon pour laquelle nos pères ont profcrit la main gauche. Rétabliffons-la dans les droits que la Nature lui a accordés, fans aucune préférence réelle pour fa fœur.

Les effets admirables de l'exercice font fans nombre : il divife & atténue le fang, accélère fon mouvement, le perfectionne, débouche les vaiffeaux, facilite la circulation, & par-là prévient l'épaiffiffement des humeurs qui, venant à s'engorger dans les vaiffeaux capillaires, caufent des obftructions,

le fcorbut, & des affections hypocondriaques. D'un autre côté, l'exercice
excite une louable tranfpiration, entretient la foupleffe & le reffort des
mufcles, & rétablit l'harmonie entre
les folides & les liqueurs : enfin il réveille les efprits, & leur donne plus
de jeu. C'eft en particulier aux phlegmatiques & aux mélancoliques qu'il
eft d'une néceffité abfolument indif-
penfable.

Non je ne crois pas trop avancer,
en affurant que l'exercice bien proportionné aux forces du fujet, eft capable de détruire une grande partie
des maladies chroniques, & à plus
forte raifon de les prévenir.

Quelque falutaire que foit l'exercice, il faut cependant ne s'y livrer
qu'avec prudence. Tout excès qui va
jufqu'à la laffitude, & qui excite une
fueur violente, au lieu de fortifier,
relâche les fibres, prive le corps du
fuc nourricier & l'épuife.

Il faut bien prendre garde de faire de l'exercice immédiatement après le repas, à moins qu'on n'y foit abfolument forcé ; car alors, l'eftomac étant plein, le mouvement fait paffer dans le fang un chyle mal digéré, qui précipite les fécrétions, & évacue les bons fucs avec les excrémens.

Quand on a pris quelqu'éxercice, & qu'on fue, il ne faut pas fe refroidir trop promptement, en reftant à l'air dans un trop grand repos, en buvant de l'eau à la glace ou trop froide, ou quelque liqueur rafraîchiffante, comme orgeat, &c ; on courroit rifque d'arrêter fubitement la tranfpiration ; & alors les humeurs refluant dans la maffe du fang, produiroient des fluxions, des rhumes, &c. Au contraire, il faut fe promener pendant un certain temps dans une chambre bien fermée, ou s'approcher du feu, ou boire un bon verre de vin pur, & qui ne ſoit pas trop froid. Il ſeroit encore bien plus ſûr de ſe faire frotter avec une ſerviette chaude & ſéche , & de changer de linge.

Lorſqu'on a fait pendant pluſieurs jours de ſuite un exercice violent , comme courir la poſte , chaſſer , voyager à pied , &c. il faut ſe tranquilliſer au moins un jour entier. Ce repos donne le temps de réparer les pertes occaſionnées par le grand mouvement, en plaçant dans les membres épuiſés les parties gélatineuſes du ſang. Qu'un lit eſt délicieux pour une perſonne fatiguée !

Pour ſe perſuader plus facilement de l'efficacité de l'exercice , il eſt néceſſaire d'expliquer le méchaniſme de la tranſpiration : pour en comprendre même tout le jeu , il eſt bon de remonter juſqu'à la ſanguification.

Le chyle , préparé dans l'eſtomac , par une bonne digeſtion , eſt pouſſé par l'action du ventricule, dans les premiers inteſtins, & y reçoit le ſuc pancréatique, & la liqueur biliaire. La partie la plus pure de ce chyle perfectionné par ce mélange, s'inſinue dans les veines lactées premières, pour être portées dans les glandes du méſentère. De-là il paſſe dans les veines lactées ſecondaires : celles-ci le déchargent dans le réſervoir de *Pecquet*, ſitué dans les racines du diaphragme : après avoir encore éprouvé une nouvelle fermentation, ce chyle monte dans le canal thorachique, pour paſſer dans la veine ſouclavière gauche, qui le décharge dans la veine cave, d'où il deſcend dans l'oreillette droite du cœur : paſſant enſuite dans le ventricule droit du cœur, il ſe ſubtiliſe, & commence à ſe changer en ſang : mêlé alors avec le ſang qui vient de la veine cave, dans le même ventricule, il eſt bientôt après pouſſé dans l'artère pulmonaire, pour se distribuer dans toute la substance du poumon, & pour s'y rafraîchir par l'impression du nitre aérien. Il se ramasse ensuite dans les racines de la veine pulmonaire, qui le porte dans l'oreillette gauche, d'où il descend dans le ventricule gauche du cœur : devenu sang lui-même, il est chassé, par ce même ventricule dans l'aorte, pour être distribué par les artères, dans tout le corps, haut & bas, jusqu'aux extrémités. En passant à travers les chairs & les muscles, le sang y dépose la lymphe, ce suc nourrissier, cette partie la plus pure de lui-même, qui donne l'accroissement aux jeunes gens, & qui répare les pertes des personnes d'un âge fait. Après cette opération, si essentielle à la vie, il est pompé par les racines capillaires des veines, qui le reportent dans la veine-cave, pour recommencer la même route.

Par ce mouvement circulaire , dans un homme en santé & d'un bon tempérament , toute la masse du sang passe, suivant les observations de *Lower* , par le cœur plus de 24 fois en une heure ; mais en parcourant ainsi environ 576 fois par jour toute l'habitude du corps, il pousse avec lui ses parties les plus grossières , & les chasse par les pores de la peau ; cette vapeur insensible est ce que l'on appelle la transpiration.

Le célèbre *Sanctorius* a remarqué que dans un homme en santé , qui, en vingt-quatre heures, prend huit livres d'alimens , tant solides que liquides , la transpiration en emporte cinq. Que l'on juge par-là des ravages funestes qu'elle peut faire , quand elle se trouve subitement arrêtée. Aussi est - elle la cause de presque toutes les maladies, & sur-tout des rhumes , rhumatismes, catarres , goutte, fluxions , pleurésies, fiévres malignes , &c.

Mais rien n'eft plus propre à entretenir une fécrétion auffi effentielle,
que l'exercice, puifqu'il augmente le
reffort des folides, qu'il accélère le
mouvement du fang, & qu'il lui communique cette force néceffaire pour
expulfer les parties féreufes, craffes
& infectes qu'il charie avec lui.

Avant que de paffer aux principaux
exercices, il eft néceffaire de remarquer la différence qu'il y a entre la
tranfpiration infenfible & la fueur. La
tranfpiration eft cette vapeur légère &
invifible, qui nous débaraffe de ces
corpufcules groffiers qui paffent dans
le fang avec le chyle : la fueur eft une
vapeur fenfible, qui fort par les petits
tuyaux excrétoires & par les pores de
la peau, en forme de petites gouttes
d'eau, qui mouille le corps & le linge.

La fueur appauvrit le fang, le déffèche, affoiblit le corps, & l'épuife.
Au contraire, la tranfpiration infen-

fible eſt toujours ſalutaire , lorſqu'elle ne ſe fait pas avec excès , & ſa ſuppreſſion toujours dangereuſe.

Il y a pluſieurs fortes d'exercices.

1°. L'équitation me paroît mériter la préférence : aucun exercice ne produit de meilleurs effets , pour accélérer la circulation du ſang , l'atténuer , déboucher les vaiſſeaux , lever les obſtructions , & procurer une tranſpiration favorable ; parce qu'aucun ne ſecoue davantage les viſcères. Auſſi le mouvement du cheval entretient la ſanté , fortifie les tempéramens foibles, prévient & guérit les phthiſies , les douleurs de poitrine , les vapeurs & les affections hypocondriaques : il prévient auſſi la goutte : *Sydenham* le regardoit même comme un reméde aſſuré contre la pulmonie déclarée.

Quand on ſe ſent trop foible pour ſupporter les mouvemens du trot & du galop , il faut ſe contenter d'aller

au pas : on ne doit trotter que lorfque l'on fe fent affez fort pour en
fupporter les fecouffes.

Il ne fuffit pas de prendre de temps
en temps cet exercice : pour qu'il
produife l'effet qu'on en attend, il faut
y confacrer chaque jour environ trois
heures avant le repas.

C'eft avec plaifir que je parle de
cet exercice, à qui je dois en partie
la fanté dont je jouis dans un corps
d'ailleurs affez délicat. J'avois dans
ma jeuneffe des points de poitrine
très-douloureux, ainfi que des fiévres
& des rhumes trop fréquens : l'exercice du cheval, & quelques voyages
m'ont fait perdre prefque jufqu'au fou-
venir de mes anciennes incommodités. Pourquoi faut-il que mes occupations, quoique libres, m'empêchent
de marquer auffi fouvent que je le voudrois, ma reconnoiffance à ce reméde
dont les agrémens font fans nombre ?

M. *Genneté*, célébre par l'invention de plusieurs machines utiles & agréables, vient de trouver un fauteuil d'équitation méchanique, sur lequel on se procure, dans son appartement, tous les mouvemens du cheval le mieux dressé : au fauteuil, on peut substituer un cheval de bois rembouré. Quoi de plus commode pour les riches, les femmes & les gens délicats !

2°. La chasse, pourvu qu'elle soit modérée, la paume, le ballon, l'escarpolette, le volant, le billard, la boule, le petit palet & plusieurs autres jeux d'exercices sont très-salutaires pour la santé.

3°. La danse, outre les avantages des exercices dont nous venons de parler, a encore celui de bien placer le corps, de faire baisser les épaules, & de les retirer en arrière, ce qui donne plus de jeu & plus d'étendue à la poitrine.

Je ne dirai pas la même chofe de la lecture à haute voix , qu'un Auteur Anglois recommande *. Je crois qu'il faut avoir une bien forte poitrine , pour que cet exercice ne lui nuife pas , & qu'il faut qu'elle foit bien humide & bien vifqueufe , pour qu'il lui foit utile.

4°. Le jardinage, le tour & plufieurs autres occupations qui demandent du mouvement , font encore fort falutaires. Confidérons les gens de la campagne : occupés toute la journée à des exercices fatiguans , ils n'en chantent pas moins au milieu de leurs travaux , & fe portent bien , tandis que les riches habitans des villes bâillent au centre des plaifirs , & font accablés d'incommodités. La goutte eft à la Ville , dit *la Fontaine* , & l'araignée aux champs. Ne plaignons donc

---

* Mackenzie , *Hiftoire de la Santé* , IIe. Partie , chap. 11. *de l'Exercice.*

point les habitans de la campagne : avec un peu plus d'aifances, ils feroient mille fois plus heureux que nous : au milieu même de leur mifère ils goûtent les douceurs de la fanté & de la paix avec eux-mêmes.

Il eft bon de remarquer que les perfonnes qui font beaucoup d'exercice, doivent prendre garde d'avoir le cou & les jarretières trop ferrés : l'exercice accélèrant la circulation, le fang parvenu avec vivacité & en abondance, par les artères, à la tête, aux pieds & aux jambes, ne trouvant pas, dans l'ouverture des veines, affez de capacité pour revenir au cœur dans la même proportion, s'y engorgeroit, & y cauferoit beaucoup de défordres. En général, le François, lié par le cou, les jarretières, la ceinture, les poignets & les boucles, trouve dans fon habillement bien des obftacles à la circulation des humeurs. Que les Lévantins sont vêtus bien plus sagement & bien plus commodément que nous! Il n'y a rien de plus mal-sain que de se trop serrer le cou, même en tout temps.

5°. Le mouvement du carosse, & de la chaise à porteur, occasionne un exercice doux, qui convient aux personnes d'un tempérament foible. Les femmes & les petits-maîtres n'en connoissent pas d'autre. La délicatesse de leur corps en est-elle la seule cause?

6°. Enfin, je finis par un exercice aussi facile à prendre, que salutaire; c'est celui de la promenade. Après le cheval, il n'y en a guère de meilleur, pourvu qu'on se promène en bon air, & qu'on ait l'esprit libre, dégagé d'affaires & gai; ce que l'on peut se procurer en s'associant avec des personnes d'une aimable société.

De tous ces exercices, il résulte que les voyages, de quelque façon qu'on les fasse, sont les plus salutaires.

C'eſt ſans doute d'après cette obſervation, que les Médecins de Rome envoyoient les pulmoniques à Alexandrie, en Egypte, & qu'ils avoient le plaiſir de les voir revenir guéris. C'eſt dans le même eſprit que *Cicéron* né d'une complexion très-foible, rétablit ſa ſanté, & ſe forma un tempérament aſſez fort, à la faveur de ſes voyages.

On ſe reſſouvient encore de l'eſpéce de reméde dont ſe ſervit un Médecin célèbre, pour guérir un de ſes amis accablé de maladies opiniâtres, parce qu'elles venoient d'un eſtomac qui ne faiſoit plus ſes fonctions, & d'une circulation ralentie. Il l'envoya aux eaux de Spa. A peine le malade y fut-il arrivé, qu'il reçut une lettre de ſon Médecin, par laquelle il lui marquoit, qu'après avoir réfléchi plus mûrement ſur ſon état, il jugeoit que les eaux de Spa ne lui convenoient point, &

qu'il falloit aller promptement à celles de Barége. En y arrivant, autre lettre de son ami, qui l'avertissoit, en vertu d'une nouvelle consultation faite sur sa maladie, de se rendre sans délai aux eaux de Saint-Amand ; mais le malade écrivit en chemin à son Médecin, qu'il n'avoit plus besoin d'eau, & qu'il retournoit à Paris bien guéri ; c'étoit justement ce qu'attendoit son Esculape.

M. *Dumoulin* ne se servit-il pas aussi de la confiance que les malades ont dans leurs Médecins, pour rétablir la santé d'une Dame de la première qualité, qui croyoit l'avoir perdue, & qui la perdoit réellement. Il lui vanta beaucoup certaines pilules de son invention : elle lui en demanda ; il lui en promit ; mais à condition qu'elle se leveroit tous les jours entre six & sept heures du matin ; qu'elle feroit, après son lever, trois heures d'exercice,

d'exercice, soit à pied, soit en carosse, soit à cheval, soit au billard,
&c ; qu'elle dîneroit bien, mais avec
des alimens sains ; que deux ou trois
heures après elle feroit trois heures
d'exercice ; qu'elle souperoit peu, &
avec des alimens légers. En six semai-
nes de temps la Dame fut guérie, & ne
cessoit d'exalter l'efficacité des pilules;
mais *Dumoulin* eut la bonne foi de lui
avouer que c'étoit à l'exercice qu'elle
devoit sa santé, & non pas aux pilules, qui étoient simplement composées de mie de pain.

Les meilleurs remédes que *Tronchin*
ait prescrits, en passant par Paris, aux
femmes, & aux gens oisifs, étoit de
frotter leur appartement, de scier leur
bois, de bécher leur jardin. Les femmes, par mode, firent pendant quelque temps de l'exercice, & les vapeurs
disparurent ; la paresse les rappella
bientôt.

L

Par rapport aux voyages de long cours fur mer , il eft bon d'avertir ceux qui les entreprennent, qu'ils doivent, fur-tout s'ils vont dans les climats chauds , c'eft-à-dire vers la ligne, marcher fur le pont quatre à cinq heures par jour ; fans cela ils rifquent d'être attaqués du fcorbut. Ces fortes de voyages ne doivent point être regardés comme un exercice falutaire , pour un paffager qui n'a aucune occupation dans le vaiffeau.

L'exercice produifant d'auffi bons effets , il eft donc néceffaire que chacun en faffe dans le genre qui convient le plus à fon tempérament , à fes forces , à fon âge , à fon état & à fa fortune.

Les jeunes gens doivent en faire plus que les vieillards.

Les hommes robuftes en doivent prendre plus que les tempéramens foibles , les femmes & les enfans.

Heureux les ouvriers & les habitans de la campagne ! Ils trouvent dans leur état un exercice continuel.

C’est particuliérement dans nos pays septentrionaux & froids, que l’exercice est essentiel, pour ouvrir les pores resserrés par le froid & l’humidité, & pour rétablir la transpiration trop souvent arrêtée.

Les frictions peuvent suppléer à l’exercice. Les Anciens en faisoient beaucoup plus d’usage que nous. Je ne sais pas pourquoi les gens sédentaires ne se servent pas de ce moyen salutaire, pour réparer le défaut d’exercice.

Les frictions débouchent les pores de la peau, lèvent les obstructions de l’extrémité des vaisseaux, accélèrent le mouvement du sang, facilitent la transpiration, & procurent, à quelque chose près, le même effet que les exercices les plus sains. C’est sur-tout dans les rhumatifmes obftinés que les frictions font très - avantageufes. J'ai même vu des furdités commencées, guéries par de fréquentes frictions faites derrière les oreilles.

Les frictions confiftent à fe faire frotter tout le corps, ou certaines parties, foir ou matin, pendant un certain temps, comme une bonne demie heure, devant un bon feu, avec un linge bien chaud, ou avec de la flanelle d'Angleterre, ou avec des broffes fortes. Quelle différence entre un cheval réguliérement étrillé, & celui qui ne l'eft jamais ! Le parallèle humiliera peut-être l'amour-propre du petit-maître ; en eft-il moins exact ?

En parlant avec éloge de la promenade, je n'ai en vue que celle qui fe fait à pied, dans un air bien pur, & où l'on prend vraiment de l'exercice ; car je n'appelle pas promenade ces lieux publics, tels que nos jardins & le boulevart, où les *gens du bon ton* se rendent, dans des voitures bien commodes, pour s'asseoir. En vérité, est-ce là faire de l'exercice ? N'est-ce pas venir simplement étaler son inutile existence ? Comment ne pas appliquer à ces êtres efféminés & oisifs, ce que le Prophète Roi disoit des Idoles ? Ils ont des pieds, & ne marchent pas ; ils ont des mains, & ne travaillent pas ; ils ont une tête, & ne réfléchissent pas : Automates végétans, ils languissent au milieu de l'opulence, & surchargent la terre d'un fardeau, dont on ne s'appercevroit pas, sans cet attirail de chevaux, de carosse, de domestiques & de chiens, où se borne leur embarrassante grandeur.

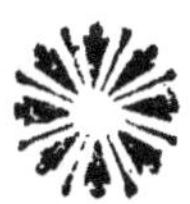

CHAPITRE VI.

Des excrétions & des sécrétions.

LES alimens que nous prenons, ne paſſent pas en total, même après une louable digeſtion, dans le ſang. La partie la plus terreſtre & la plus groſſière, après avoir parcouru les différens inteſtins, & avoir été épuiſée du chyle qu'elle contenoit, deſcend dans le rectum, & ſort par les ſelles. Il s'en faut même de beaucoup que cette autre partie, qui, ſous la forme de chyle, paſſe dans le ſang, y reſte elle-même en entier. En filtrant par les reins, elle y dépoſe les parties les plus craſſes, & les moins digérées, qui deſcendent dans la veſſie, & forment les urines; en paſſant enſuite par les glandes ſalivaires, par celles du nez, & par celles qui bordent les

yeux , elle forme ces fécrétions féreufes & vifqueufes qui fortent par la
bouche , par le nez & par les yeux.
Les organes de la génération donnent
encore une fécrétion bien effentielle.
Ce n'eft encore là que la partie la
moins confidérable qui doit être fépa-
rée du bon chyle , & pouffée dehors.
La tranfpiration infenfible , dont nous
avons expliqué ci-deffus le méchanif-
me & les effets , achève de débarraffer
le fang de tous les corps groffiers &
vifqueux qui en altéreroient la qualité.
Qu'on juge par-là combien doit être
pur & élaboré le fuc nourricier , que
la Nature emploie pour former notre
corps , & pour l'entretenir.

On ne jouit d'une bonne fanté,
qu'autant que toutes les excrétions &
fécrétions fe font réguliérement. Re-
prenons-les chacune en particulier.

Des gros excrémens.

Dans un homme fain , les excrémens ne doivent être ni trop durs , ni trop mous ; mais il faut qu'ils ayent la forme des inteſtins par où ils paſſent.

1°. Ceux qui rendent des excrémens trop durs , & en petite quantité, font échauffés , & conſtipés ; c'eſt ce qui arrive aux perſonnes épuiſées de travail ou de jeûnes , ou qui ont l'eſtomac foible , & le mouvement périſtaltique des inteſtins détruit , ou enfin qui boivent avec excès du vin & des liqueurs ſpiritueuſes. Pour rétablir l'ordre , il faut que les uns s'abſtiennent des liqueurs fermentées , & trempent leur vin , que les autres ſe modèrent ſur les jeûnes & le travail , & que les eſtomacs délicats & les inteſtins pareſſeux ſoient excités , en leur donnant ſouvent des alimens faciles à digérer , mais en petite quantité , &

bien détrempés par des boiſſons pro-
portionnées & rafraîchiſſantes.

2°. Ceux qui ont les ſelles trop
molles & trop abondantes, ſont ceux
qui prennent une nourriture trop riche & en trop grande quantité : l'eſtomac ſurchargé ne produit qu'un
chyle mal digéré, & en trop grande
abondance, pour paſſer en total dans
les veines lactées ; d'où il réſulte deux
inconvéniens : le premier, c'eſt que
la partie chyleuſe, qui eſt obligée de
paſſer dans les gros inteſtins avec les
excrémens, s'y arrête, y fermente,
s'y aigrit, & produit des vents, des
coliques, & des affections hypocondriaques : le ſecond, c'eſt que la partie de ce chyle indigeſte, qui a paſſé
dans le ſang, étant viſqueuſe, mal éla-
borée, y cauſe toutes ſortes de dérangemens ; le principal eſt d'arrêter la
tranſpiration, dont les ſuites ſont toujours funeſtes.

L y

Il eſt bon de remarquer que ce n'eſt pas ordinairement le jour ni le lendemain d'un repas, où l'on a mangé plus qu'à ſon ordinaire, que l'on ſe trouve incommodé : l'expérience nous a appris qu'un homme d'une complexion foible, qui va réguliérement à la ſelle tous les jours, ne rend les excrémens de ſes alimens qu'au bout de trois jours; & que ceux qui ſont d'un bon tempérament les rendent au bout de deux; obſervation qui s'applique auſſi à la tranſpiration. Ce ne ſera donc qu'après une révolution de temps à-peu-près égale à cette double remarque, que l'on éprouvera les mauvais effets de la gourmandiſe.

De-là combien d'erreurs ſur l'article des indigeſtions ! Combien de gens qui ſe trouvent ſubitement incommodés un certain temps après un repas frugal, ne fait-on pas périr, en les ſaignant imprudemment ! Un chirurgien ignorant ne s'informe pas si le malade n'a pas fait quelqu'excès deux ou trois jours avant son incommodité : son métier est de saigner ; il saigne : que risqueroit-il donc à employer d'abord de l'eau chaude, ou de l'émétique ?

Le meilleur moyen pour rétablir l'estomac fatigué, par un excès d'alimens, est de se mettre au régime, au moins pour quelques jours ; c'est-à-dire de manger peu, de ne prendre que des alimens légers & faciles à se convertir en chyle, & sur-tout de faire de l'exercice.

Combien de maux les nourrices mal-entendues ne causent-elles pas aux enfans, en leur donnant trop souvent à tetter ! C'est, disent-elles, pour les empêcher de pleurer, & c'est justement ce qui fait souffrir ces innocentes victimes, & ce qui redouble leurs cris : cette surabondance de nourriture

leur donne des coliques, des diarrhées, des fuffocations & des con-
vulfions. Pour remédier dans le moment aux douleurs de ces enfans, il
faut leur faire prendre des poudres de
coquillages ou de corail, afin d'abfor-
ber les crudités acides de leur eftomac
trop rempli d'alimens.

On voit tous les jours des hyfté-
riques & des hypocondriaques fe plaindre de maux de tête, d'abattement
d'efprit, de défaillances, &c. & fe
farcir l'eftomac d'alimens fucculens,
de boiffons fortes, de potions cordia-
les, fous prétexte qu'ils vont s'éva-
nouir; & ils ne voyent pas que tous
ces alimens chauds, augmentent leurs
maux, en excitant une fermentation
qui caufe des vents, dont l'effet eft
de porter le fang au cerveau avec trop
d'abondance. Qu'ils reviennent à un
régime doux, frugal; qu'ils prennent
beaucoup d'exercice; qu'ils fe faffent

frotter le corps avec des broſſes, & ils rétabliront bientôt l'harmonie dans leur eſtomac & dans leurs inteſtins.

On reconnoît aſſez aiſément, par la couleur des excrémens, quelle eſt la nature de la bile qui domine ; c'eſt-à-dire ſi c'eſt de la bile jaune, de la verte ou de la noire, ou ſi l'on n'a ſimplement que des glaires. Au reſte, il ne faut faire cette attention que quand on ſent un dérangement conſi-dérable, afin d'en prévenir les ſuites, par un régime convenable ; car un homme qui ſe porte bien doit vivre ſobrement, & s'abandonner à la Nature. D'ailleurs, en ſanté, il n'eſt pas toujours aiſé de diſtinguer la qualité des humeurs, à la couleur des excrémens. Ils ſont verds quelques jours après qu'on a mangé des épinards, ſans qu'on ait de la bile verte.

3°. Ceux qui vont réguliérement une fois par jour à la ſelle, ſe portent bien, & l'on peut affurer qu'ils ne font aucun excès ni dans la quantité, ni dans la qualité des alimens, & qu'ils prennent un exercice convenable.

Les jeunes gens qui mangent plus que les perfonnes d'un âge fait, & que les vieillards, ont auffi le ventre plus libre.

Il ne faut pas au refte s'allarmer lorfqu'on eft deux jours fans aller à la felle, fur-tout fi l'on mange peu, qu'on faffe beaucoup d'exercice, & qu'on foit d'un tempérament fec. Ceux même qui veulent remédier à quelqu'indifpofition des nerfs, ou à quelque maladie chronique, doivent vivre fobrement, & faire beaucoup d'exercice; régime qui les empêchera quelquefois deux ou trois jours d'aller à la felle. Ces maladies viennent ordinairement du relâchement des fibres : pour les guérir, il faut les refferrer, & les confolider, afin de leur -

rendre leur reffort ; ce qui ne peut fe faire quand le ventre eft trop lâche.

C'eft une mauvaife méthode de prendre fouvent, & fans néceffité, des lavemens : on contracte ainfi bientôt l'habitude de ne plus aller à la felle fans cette cérémonie, au moins défagréable. Il vaut beaucoup mieux, quand on fe fent trop ferré, fe réduire à un régime humectant & modéré.

Ne révoltons pas plus long-temps la délicateffe des *gens du bon ton :* en voilà affez fur cette matière pour les perfonnes qui veulent conferver leur fanté ; mais qu'elle eft abondante & riche pour un Médecin occupé à rétablir celle des autres !

Des urines.

La feconde évacuation fe fait par les urines : on peut déterminer, par leur qualité & par leur quantité, l'état de la fanté, & les changemens qu'il eft nécessaire de faire dans les alimens. Pour examiner les urines, il faut les mettre dans un vaisseau de verre de forme conique, tels que sont les verres ordinaires, mais plus fin, & plus uni. On prend celles que l'on rend le matin à jeun, & on les laisse reposer dans le vase pendant quelque temps.

1°. Les urines d'un homme en bonne santé, & d'un riche tempérament, qui se conduit en tout, en particulier à table, avec modération, & qui fait un exercice convenable, sont d'une couleur de citron, & chargées d'un léger sédiment qui occupe depuis le milieu du vase jusqu'en bas : elles sont la marque d'une bonne digestion.

2°. Quand on rend beaucoup d'urines pâles & claires, c'est signe que la digestion n'a pas été louable, que le chyle n'a pas été bien travaillé dans les secondes coctions, & que la transpiration a été supprimée : c'est encore une preuve que l'on a trop mangé ou trop bu de vin ou de quelque liqueur forte. Pour prévenir les accidens, il faut diminuer les alimens ; mais fi, ce qui arrive affez fouvent, à la fuite d'un pareil écoulement abondant d'urines, il furvenoit un abbatement d'efprit, des friffons, un froid aux extrémités, des douleurs vagues de rhumatifme, des maux de tête, des coliques & des tranchées, il faudroit prendre, en fe mettant au lit, des yeux d'écreviffes, ou bien un peu de confection Alker-mès, ou tout uniment du vin blanc mêlé avec du petit lait chaud.

3°. Quand les urines font troubles, ou chargées d'un fédiment de couleur de briques, c'eft figne que le fang abonde en fels épais, & en crudités. Il faut prendre des alimens plus légers & plus faciles à digérer.

4°. Quand les urines font en pe-tite quantité, qu'elles font troubles,

épaiffes, & de couleur de flammes;
c'eft figne que le fang eft brûlé par
l'ufage des boiffons fpiritueufes, &
des alimens trop falés, ou trop épicés.
C'eft alors qu'il faut néceffairement
quitter les liqueurs, tremper fon vin,
& manger des alimens plus doux; fans
quoi les maladies aigues fe feront bientôt fentir.

5°. Quand les urines font ferrugi-
neufes, d'un brun obfcur, en petite
quantité, & fans fédiment, c'eft figne
que la coction des alimens ne fe fait
plus, qu'il y a une foibleffe totale dans
toutes les fonctions animales, que les
parties du fang font adhérentes, &
qu'il y a grande abondance de crudités : il faut donc rafraîchir, humecter,
& rétablir peu à peu le reffort des parties, afin de conduire à une bonne
digeftion.

6°. Dans la colique néphrétique,
& le calcul, les urines font brunes,

lactées, mêlées de sang, de pus, de graviers & de débris de filamens. Oh! la cruelle situation ! Une boisson faite avec des sommités de pariétaire, & de la graine de lin enfermée dans du linge, guérit la colique néphrétique, & soulage ceux qui ont la pierre.

7°. Il y a des personnes qui rendent quelquefois, avec les selles, une matière blanche, transparente & visqueuse, & avec les urines, un sédiment laiteux & gluant : ce seroit se tromper que d'imaginer qu'elles ont toutes des ulcères aux reins. Ce qui passe par les selles n'est souvent qu'une partie du chyle, qui n'a pas pu entrer dans les veines lactées ; la matière laiteuse qui se trouve au fond des urines ne vient aussi souvent, que du relâchement des glandes de la vessie & de l'urétre, d'où elle sort avec abondance. On remédie à cette incommodité, comme aux maladies des nerfs, avec la diéte, quelques remédes aftringens, & un exercice convenable.

8°. On rend plus d'urines en hiver qu'en été, parce qu'on tranfpire moins : auffi font-elles plus chargées & plus jaunes en été qu'en hiver. Pour peu même que le vafe dans lequel on les rend, ne foit pas bien net, & qu'il y refte un peu de fédiment de la veille, elles fermenteront en peu d'heures, deviendront troubles & puantes. Ce refte de fédiment eft un levain fi actif, qu'il feroit putréfier en peu de temps même de l'eau ordinaire.

9°. Ceux qui mangent des afperges, rendent des urines fétides, parce que cette plante, très - diurétique, détache les fels urineux en grande quantité. Ceux qui font fujets aux coliques néphrétiques, aux maux de reins, ou qui ont les vaiffeaux fort étroits, ne doivent jamais faire ufage de ce légume.

10°. Ceux qui ont pris intérieurement quelque raſine, comme le baume du Pérou, la térébenthine, &c.
ou qui ont ſeulement reſpiré la fumée
de la térébenthine brûlée, rendent des
urines d'une odeur agréable ; elles
ſentent la violette.

11°. Ceux qui prennent de la rhubarbe, ne doivent pas s'étonner en
voyant leurs urines d'un rouge fon-
cé, & capables de tacher le linge. C'eſt
la couleur de la rhubarbe qui forme
cette teinture.

Avant que de finir cet article, il
me reſte un avis très-important à donner au ſujet des gros excrémens, des
urines & des vents. Je le copie dans
l'Ecole de Salerne : il eſt eſſentiel,
ſur-tout pour les hommes, par rapport aux urines.

> Ne retenez ni vents ni matière,
> Ni par devant, ni par derrière,

Les oreilles délicates ne feront-elles point offenfées ?

De la tranfpiration.

La tranfpiration infenfible eft une fécrétion des plus importantes. J'en ai déja parlé dans le Chapitre de l'air, & dans celui de l'exercice ; ainfi je ne m'étendrai ici que le moins qu'il me fera poffible fur ce fujet.

La tranfpiration fupprimée eft la caufe de prefque toutes les maladies. Elle peut être arrêtée, foit par le froid & l'humidité, foit par l'intempérance; dans ce dernier cas, les effets en font plus dangereux. Les humeurs vifqueu-fes & groffières qui devoient fortir par cette fécrétion, trouvant les paffages bouchés, s'amaffent infenfiblement, s'épaiffiffent, refluent dans la maffe du fang, le corrompent, en lient tou-tes les parties, fuppriment les autres fécrétions, & troublent toute l'éco-

nomie animale. Voilà la véritable boïte
de *Pandore* : voilà la source des fiévres, des rhumes, des rhumatismes,
des phthisies, des obstructions des viscères, des fluxions, des inflammations,
de la goutte, &c, &c, &c.

On a grand tort de ne pas faire attention aux rhumes, qui sont les premiers effets de la transpiration arrêtée.
Cependant combien d'ulcères aux poumons, & de fluxions de poitrine n'ont
eu pour principe qu'un rhume négligé?

Aussi-tôt qu'on s'apperçoit d'un
rhume, il faut prendre un scrupule
de poudre de pattes d'écrevisses, &
boire par-dessus un verre de boisson
tiéde de syrop capillaire, dans lequel
on aura ajouté dix gouttes d'esprit de
corne de cerf, afin de rétablir la transpiration : la thériaque produit le même
effet. Si l'on tousse, Il faut faire usage, soir & matin, de bouillons de mou
de veau sans sel, & ne prendre que

des alimens doux & légers. En même-
temps il faut éviter le froid, se faire
frotter, sur-tout les pieds & les jambes ; ce sont les endroits par où on
s'enrhume ordinairement : on pourra
aussi porter, pendant quelques jours,
sur la peau une camisolle de flanelle
d'Angleterre : enfin on doit se bien
couvrir la tête, le cou, les épaules,
& se tenir quelques jours bien chaudement dans le lit. Quand, après un
rhume, on commence à sortir, il faut
mettre des habits bien chauds, &
faire un exercice modéré.

Les vents, cette incommodité si
commune aujourd'hui, viennent de la
transpiration interceptée, & d'une
mauvaise coction : rétablissez la transpiration & la digestion ; vous n'au-
rez plus de vents.

La sueur, comme nous l'avons dit,
est une transpiration forcée & sensible : ses causes sont la foiblesse du tempérament

pérament & des fibres, le fréquent usage des liqueurs spiritueuses & du cáffé, les violens exercices & les veilles répétées, la chaleur de l'air & les grandes affections de l'ame. La sueur affoiblit & épuise : pour la faire cesser, il faut éviter tout ce qui a pu l'occasionner, & prendre des boissons rafraîchissantes.

Les personnes qui suent beaucoup, soit sous les bras, soit au dedans des mains, soit des pieds, font très-mal & risquent beaucoup d'arrêter ces sortes de sécrétions habituelles, quelque incommodes & désagréables qu'elles soient : il faut quelquefois savoir vivre avec son ennemi. Les humeurs qui sortent par cette voie, refluant dans le sang, le corromproient & causeroient des maladies dangereuses.

Des sécrétions qui se font par la bouche.

Il se fait par la bouche une sécré-

tion affez abondante, fur-tout en hiver ou quand on eft enrhumé : c'eft
une humeur vifqueufe qui découle
des glandes de la bouche, de la gorge, de l'œfophage & de l'eftomac.

Il faut diftinguer la lymphe de cette
fécrétion, qui n'eft autre que la falive épaiffie : la lymphe eft la partie
la plus précieufe du fang qui fort des
glandes, pour rafraîchir la bouche,
le palais & l'œfophage, & en même-
temps pour fervir à la maftication des
alimens. La falive épaiffie, c'eft-à-dire,
la fécrétion vifqueufe dont nous par-
lons, eft cette même lymphe viciée,
âcre & gluante ; défauts qu'elle contracte prefque toujours quand la tranfpiration eft interceptée.

Pour arrêter cet écoulement défagréable & incommode, il fuffit donc
de rétablir la tranfpiration par un bon
régime, & par un exercice convenable.

Il est nécessaire de cracher les phlegmes âcres & visqueux qui viennent dans la bouche, sur-tout quand on est enrhumé de la poitrine ; mais il faut bien se donner de garde, comme nous l'avons déja recommandé, de rejetter la lymphe : c'est donc une très-mauvaise méthode de mâcher ou de fumer du tabac, à moins qu'on ne soit d'un tempérament très-humide, très-pituiteux, très-phlegmatique & replet : dans ce cas même on a toujours tort d'en faire une habitude : un régime plus sec, joint à un exercice modéré, rétabliroit bien plus sûrement l'harmonie, qu'une drogue qui détermine les humeurs à prendre une route, que la Nature ne leur avoit pas destinée. On a remarqué que le nombre des hypocondriaques & des pulmoniques avoit beaucoup augmenté en France, dès le temps qu'on commença à y mâcher & fumer du tabac.

On nomme cette sécrétion pituite, lorsqu'elle est habituelle, qu'elle dépend d'un relâchement des fibres, qu'elle vient d'un tempérament humide, & que l'humeur est moins visqueuse que chez les personnes enrhumées de la poitrine. Quand un régime sec & l'exercice ne détournent point la pituite, il faut prendre son parti, & vivre avec elle : alors on doit cependant éviter tout ce qui est trop rafraîchissant & trop humectant.

Des sécrétions qui se font par le nez.

La transpiration interceptée par le froid, ou une foiblesse des nerfs occasionne une sécrétion d'une humeur âcre & visqueuse, qui découle des glandes du nez, & qui est très-abondante dans les rhumes du cerveau. Le moyen le plus sûr pour se débarasser des cet écoulement désagréable, quand il ne vient pas de la foiblesse des nerfs, est de travailler à rétablir la transpiration.

En général, tous ceux qui ont le cerveau humide, & qui, par conséquent, ont en tout temps une semblable sécrétion, doivent avoir grand soin de se tenir la tête, le cou & les épaules bien chaudement ; sans cette précaution, le moindre air froid leur causeroit des rhumes de cerveau, des fluxions sur les dents, sur les yeux, dans les oreilles, des maux de gorge & mille autres incommodités.

Les personnes d'un tempérament chaud & sec, ne connoissent guère cette sorte de sécrétion, à moins qu'elles ne soient enrhumées du cerveau ; ce qui leur arrive rarement : aussi ne se mouchent-elles presque jamais.

C'est ici le lieu de dire quelque chose du tabac en poudre, ce reméde qui est devenu en peu de temps si fort à la mode.

M iij

Du tabac.

Le tabac s'introduifit en France vers l'an 1626, quelque temps après l'embarquement de *Dyvel Dénambuc*, pour la conquête des Antilles, fous le miniftère du Cardinal de Richelieu : il valoit alors 10 francs la livre, fomme confidérable aujourd'hui, où la valeur de l'argent eft augmentée de plus du double. Les Négocians qui voulurent les premiers en établir l'ufage en Perfe, en Turquie & en Mofcovie, ne furent pas auffi heureux que ceux qui nous l'apportèrent. *Amurat IV*, le Roi de Perfe & le Grand Duc de Mofcovie le défendirent, fous les peines d'avoir le nez coupé, & même de perdre la vie. Que de vifages fans nez dans l'Univers, fi une pareille défenfe fe renouvelloit à préfent !

Le tabac eft une plante âcre & piquante, qui, réduite en poudre, irrite l'extrémité des fibres du nez , & en fait fortir l'humeur la plus voifine : voilà pourquoi les perfonnes qui prennent du tabac mouchent beaucoup & fouvent.

Mais eft-il falutaire de fe moucher fouvent ? Si les perfonnes d'un tempérament humide & phlegmatique s'en trouvent bien , celles d'un tempérament fec , chaud & bilieux ne peuvent-elles pas en être incommodées ?

En premier lieu , les perfonnes qui ont le cerveau humide n'ont qu'à fe tenir la tête chaudement, fe peigner fouvent & à fond, fe frotter le derrière de la tête & fur-tout des oreilles le plus fouvent qu'elles pourront, & l'abondance des humeurs qui les incommodent tranfpirera : s'il leur furvient dans l'hiver une fuppreffion de tranfpiration , elles auront recours à tous les moyens que nous avons indiqués pour la rétablir : elles pourront même faire ufage des drogues que l'on employoit avant que le tabac fût à la mode, pour faire moucher, comme la bétoine, le muguet, &c. ayant attention de ceſſer d'en prendre lorſque l'harmonie eſt rétablie. Le muguet, mêlé avec du caffé en poudre, eſt agréable pour décharger le cerveau. Le tabac eſt donc parfaitement inutile, même pour les tempéramens humides & phlegmatiques.

En ſecond lieu, il eſt pernicieux pour les tempéramens ſecs, bilieux & chauds. En deſſéchant le cerveau, il l'affaiſſe, l'épuiſe, rétrécit les organes, gâte l'odorat, échauffe, trouble le ſommeil, enivre, diminue les facultés de l'eſprit, détruit la mémoire, cauſe des vapeurs, des vertiges, des éblouiſſemens, & conduit à l'apopléxie & à la léthargie.

Ceux qui prennent du tabac, & en particulier pendant la nuit, reſpirent avec peine, & font obligés d'avoir la bouche ouverte ; ce qui deſſèche la poitrine, & cauſe des maux de gorge.

Le tabac fait moucher, dit-on ; cela eſt vrai. C'eſt un eſpéce de cautère que l'on entretient continuellement dans le nez, & qui détermine les humeurs à prendre leur cours par cette partie du corps ; voilà pourquoi on mouche ; mais pourquoi moucher ſans ceſſe, lorſque la Nature a établi d'autres routes pour ſe décharger des humeurs ſuperflues ? Pourquoi en prendre quand on eſt d'un tempérament ſec ? En ſuppoſant même que le tabac fût quelquefois utile, & même néceſſaire, pourquoi en faire un uſage continuel ? Ignore-t-on qu'un reméde pris habituellement, ceſſe d'en être un ? L'exemple de Mithridate ne nous prouve-t-il pas que les poiſons mêmes perdent leur fureur, à l'égard de ceux qui ſe ſont familiariſés avec eux ? Les

M v

Turcs ne font-ils pas un usage journalier de l'opium, qui, faute d'habitude, nous feroit périr à certaine dose ?

Le tabac n'est regardé, par la plûpart de ceux qui en font à présent usage, que comme un passe-temps agréable & indifférent pour la santé ; mais ils se trompent. Une poudre qui irrite & ébranle le cerveau, & qui produit tous les mauvais effets dont nous venons de parler, peut-elle passer pour indifférente ?

Que le tabac, avec tous ses désagrémens, sa malpropreté & ses dangers, se soit introduit chez le François, cet esclave avide de la mode ; c'est ce que j'imagine assez facilement ; mais qu'il ait pu se perpétuer, depuis plus d'un siécle, & parvenir au point de faveur où nous le voyons chez ce Peuple si inconstant ; c'est ce que je ne conçois pas. Présenté par l'avidité du

Commerçant, adopté par la mode, fortifié par quelques effets que la bétoine auroit opérés, soutenu par la politique, vanté par le Financier, devenu enfin un amusement pour la pareffe & une reffource pour la converfation, il eft actuellement au rang de ces befoins de fantaifie, dont on fe priveroit plus difficilement que des réels.

Mais comment quitter le tabac, diton, quand on en a une fois pris l'habitude ? N'eft-ce pas s'expofer à beaucoup d'inconvéniens ? Il eft un moyen bien fûr pour en ceffer l'ufage, fans en être incommodé ; c'eft de le ceffer peu à peu. Après en avoir pris pendant plufieurs années, je m'en fuis déshabitué *il y a fept à huit ans, fans

* On ne m'accufera pas, en me voyant écrire contre le tabac, d'agir comme un certain Médecin qui préfidoit, en place de *M. Fagon*, à une thèfe contre cette poudre. Un des Argumentans s'appercevant qu'il prenoit avec avidité du tabac

éprouver le moindre mauvais effet : il eſt vrai que, pendant près de deux mois, j'en diminuois chaque jour la quantité. Quand on veut le quitter, il eſt bon de commencer dans l'été , temps où les humeurs ſe diſſipent ſi facilement par la tranſpiration inſenſible.

Que les Parens capables d'apprécier ces réfléxions, apportent toute leur attention pour empêcher leurs enfans de contracter une habitude, au moins inutile , ſouvent dangereuſe & toujours onéreuſe , par le prix du tabac , pour le Peuple qui en fume & qui en prend en poudre.

Le tabac d'Eſpagne, étant plus ſubtil que celui dont on fait uſage en France , n'en eſt que plus pernicieux.

Des larmes.

Les larmes ſont une ſécrétion qui

au moment même où il appuyoit les raiſons du Soutenant , lui dit ; *voudriez-vous bien , Monſieur , mettre votre nez d'accord avec votre bouche ?*

dépend du gonflement des glandes la-
crymales, & de la foibleſſe des vaiſſeaux capillaires qui y aboutiſſent.

Les enfans, les femmes & les
vieillards pleurent aiſément, parce que
les enfans ont les vaiſſeaux & les nerfs
très-foibles, que les femmes ſont ordinairement d'un tempérament humide, & que les vieillards ont les vaiſſeaux obſtrués, uſés & paralytiques.

La grande joie, l'exceſſive triſteſſe
& toutes les grandes paſſions, n'ont
d'autre langage que les ſoupirs & les
larmes : heureux ceux qui peuvent
pleurer dans ces circonſtances ! Que
de maux n'évitent-ils pas ? Tout évé-
nement ſubit, qui ſurprend & qui
étourdit l'ame & les ſens au point d'ô-
ter la reſſource des larmes, entraîne
ordinairement après lui de funeſtes effets pour la ſanté, ſouvent même pour
la vie.

Il y a des gens qui, confondant un

cœur tendre avec un cœur foible, font tous leurs efforts pour ne pas pleurer, quelque affectés qu'ils foient. Que je les plains, de réfifter au mouvement de la Nature ! Y a-t-il donc de la vertu à paroître infenfible ?

De l'union des deux fexes.

L'union des deux fexes (je la fuppofe légitime) dégage le cerveau, rend plus lefte & fortifie l'eftomac, quand on s'y livre avec prudence & avec modération. Son excès dérange l'économie animale, affoiblit le cerveau, énerve les forces du corps & trouble la digeftion, par la grande diffipation des efprits.

C'eft fur-tout dans cet exercice où l'âge, les forces & le tempérament doivent être confultés.

Les jeunes gens qui fe livrent aux plaifirs de l'Amour, avant que d'avoir pris leur croiffance, reftent petits ,

foibles, délicats, incapables d'application férieufe, fujets aux vapeurs &
à mille incommodités, & deviennent
vieux de bonne heure, quand ils ne
reftent pas en chemin.

C'eft donc une coutume bien pernicieufe de marier fes enfans trop jeunes : ils s'énervent avant l'âge fait ; ce
qui les empêche ordinairement d'avoir
des enfans : en ont-ils ? Ce ne font
que des fujets foibles, mal conformés,
& qu'il eft difficile d'élever. Comment
un jeune homme & une jeune fille,
dont les tempéramens ne font pas encore formés, en donneroient-ils un
fort & vigoureux à leurs enfans ? C'eft
cependant dans l'intention de conferver les grandes familles, qu'on marie, dit-on, de bonne heure les enfans ; & c'eft précifément le vrai moyen
de les voir s'éteindre en peu de géné-
rations ; ce qui arrive tous les jours
fous nos yeux.

Il y a encore une autre raison qui doit engager les Parens à ne pas marier leurs enfans trop jeunes ; c'est qu'ils se dégoûtent bientôt l'un de l'autre. L'habitude des plaisirs de l'Amour use le goût, & le goût une fois usé, on cherche dans l'inconstance un nouvel éguillon. Combien pourroit-on me citer de bons mariages dans cet ordre de citoyens des premières classes, où l'intérêt & la convenance des Parens unissent de bonne heure de trop jeunes victimes.

Tacite loue les anciens Germains de ce qu'ils ne se marioient pas avant que d'avoir atteint l'âge d'une pleine vigueur. Cet âge est pour les hommes entre 25 & 30 ans, & pour les femmes de 20 à 25.

Les vieillards doivent renoncer aux plaisirs de l'Amour, ou n'en user qu'avec la plus scrupuleuse sobriété, en cas que la chair leur parle encore.

L'ufage du mariage eft particulié-rement favorable aux tempéramens phlegmatiques. Les tempéramens chauds & bilieux doivent y mettre plus de ménagement.

Les perfonnes qui ont la poitrine foible, doivent fe modérer beaucoup fur les plaifirs de l'Amour. Les mou-vemens fréquens qu'ils éprouvent affez ordinairement, ne font que les effets d'un appétit dépravé, qu'il faut abfo-lument réprimer : il n'y a pas de plus grand écueil pour les poitrinaires de l'un & de l'autre fexe.

Il faut néceffairement pefer fes for-ces, avant de fe livrer à un exercice, dont l'excès peut détruire les plus vi-goureufes conftitutions. Il vaut mieux être Gafcon, que de s'incommoder ; avis très-falutaire aux nouveaux ma-riés, fur-tout s'ils ne font pas jeunes.

En général, l'union des fexes eft falutaire toutes les fois qu'il n'eft

fuivi ni d'épuifement, ni de douleur.
L'homme fage & délicat doit fe perfuader que c'eft doubler fes plaifirs,
que de les économifer. A cette maxime on peut joindre celle du Poëte
Latin.

Læta venire Venus, triftis abire folet.

Jamais les épines furent-elles plus
près des rofes?

CHAPITRE VII.

De la propreté,

LA propreté eſt une attention à éviter tout ce qui peut révolter la délicateſſe des ſens ; c'eſt une des principales vertus de la ſociété.

La propreté s'étend ſur tout ce qui regarde notre corps, nos appartemens, nos alimens & nos ſociétés.

1°. C'eſt particuliérement ſur ſoi-même qu'il faut être propre. La principale propreté conſiſtoit autrefois dans les bains ; depuis l'uſage du linge ils ſont moins fréquens.

Il faut changer ſouvent de linge ; c'eſt le moyen le plus ſûr pour abſorber la tranſpiration inſenſible, la ſueur & par conſéquent rendre le corps net.

Le linge qui a paſſé à la leſſive eſt bien plus ſain ſur le corps, que celui

qui n'a été blanchi qu'avec du savon.
Rien ne nettoie le linge comme les
fels de la cendre, qui font toute l'efficacité de la leſſive. La toile de chanvre eſt plus ſalutaire que celle de lin
ou de coton, pour faire le linge qui
touche immédiatement le corps, comme chemiſes, coëffes de nuit, &c.

Il eſt très-ſain d'avoir, pour coucher, des chemiſes d'une toile un peu
groſſe & d'un grain aſſez fort : ſes
inégalités, en frottant contre la peau,
en débouchent les pores & procurent une tranſpiration plus louable.
Je vois combien cette obſervation
alarme la molleſſe ; mais je ſuis peu
touché de ſes plaintes : c'eſt à elle à
choiſir entre la ſanté & le bel air.

Il eſt bon de ſe baigner de temps
en temps : les bains de rivière, quand
l'eau eſt propre & à un dégré de
chaleur convenable, ſont les plus
ſains , pourvu cependant qu'on ſoit

bien rafraîchi avant d'entrer dans l'eau, & qu'on ne se baigne pas après le repas.

Ces sortes de bains accélèrent la circulation du sang & des humeurs, par la pression de l'eau sur le corps, nettoient la peau, y entretiennent la souplesse, ouvrent les extrémités des vaisseaux capillaires, par où sort la transpiration.

On peut en tout temps se procurer ces avantages par le moyen des bains domestiques. Ceux que l'on vient d'établir sur la Seine, ne peuvent être trop recommandés.

Les Anciens faisoient en tout temps, même en hiver, un usage très-fréquent des bains froids. Ce fut Pythagore qui les établit chez les Grècs. Les anciens Gaulois avoient des fontaines sacrées, où ils se baignoient souvent : Galien & Hérodote conseilloient les bains froids le matin à jeun.

Du temps de Pline, l'ufage de ces bains étoit pouffé au point de fe donner des défis à qui refteroit plus long-temps dans l'eau, à trembler. De nos jours nous voyons encore cet ufage établi chez les Afriquains, les Négres, les Amériquains feptentrionaux & dans plufieurs Pays du Nord, tels qu'en Mofcovie, en Livonie & en Finlande. Les Orientaux, les Indiens & les Amériquains ont auffi la coutume de plonger dans l'eau froide leurs enfans, auffi-tôt qu'ils font nés.

On attribue aux bains froids des avantages confidérables : l'impreffion fubite du froid fur nos corps, en refferre promptement les parties extérieures & celles qui en font voifines; par ce moyen la vibration des fibres devient plus tendue, & le fang & les efprits circulent avec plus de vîteffe. Voilà pourquoi les bains froids font bons pour divifer & atténuer le fang, pour le rendre plus fluide, pour réveiller les esprits animaux & les faire circuler avec rapidité, pour procurer l'évacuation des matières glutineuses attachées aux parois des vaisseaux, pour nettoyer les glandes, pour provoquer les urines, lever les obstructions du foie & de la rate, pour faciliter la digestion, donner de l'appétit, enfin pour rendre le corps agile & vigoureux.

Mais, par la raison que les bains froids accélèrent considérablement la circulation du sang, & qu'ils font cause qu'il se porte avec rapidité sur les viscères, où ils trouvent moins de résistance que vers les parties qui approchent de l'extérieur du corps, ils font pernicieux aux personnes foibles, comme à ceux qui ont intérieurement quelqu'ulcère, sur-tout aux poumons.

Malgré tous les bons effets des bains froids, tant vantés par les Anciens, ce que j'en puis dire de plus raisonnable, c'est qu'ils peuvent être un remède dans quelques maladies ; mais je ne les conseillerois pas sans nécessité, en hiver, à nos François. Pour qu'ils ne fissent aucun mal, il faudroit y être accoutumé dès la plus tendre jenneffe. Les peuples, dont nous avons parlé, s'en trouvent bien, parce qu'ils y sont faits dès l'enfance.

J'avouerai cependant qu'il seroit fort avantageux d'accoutumer les enfans à ces sortes de bains, sur-tout ceux qui sont destinés à la guerre ; ce seroit un vrai moyen de les rendre propres à ses fatigues, & aux vicissitudes des différentes saisons.

Quand on prend les bains froids, il faut commencer d'abord par plonger la tête dans l'eau : sans cette précaution, le sang se portant dans cette partie, où il ne trouveroit pas la même résistance que dans les autres membres,

membres, y occasionneroit des douleurs violentes.

En sortant d'un bain froid, il faut se réchauffer : rien de plus sain alors qu'un exercice modéré, avant de rentrer chez soi pour se reposer.

Les bains froids d'eau de mer guérissent la rage, tant par la pression augmentée par les parties salines, que par la surprise. Les bains pris dans la mer, pendant l'été, sont d'ailleurs très-salutaires.

Il est nécessaire d'avoir les pieds bien propres : la moindre crasse intercepte la transpiration, & produit des cors & des gonflemens douloureux autant qu'incommodes. Il n'y a pas d'autre moyen, pour éviter ces excrescences, que de se laver les pieds de temps en temps dans de l'eau tiède. La propreté demande qu'on lave aussi souvent plusieurs autres parties du corps, sur-tout celles où la sueur,

N

en séjournant, produit une odeur désagréable. La délicatesse y est au moins
autant intéressée que la santé.

Les odeurs appartiennent moins à
la propreté, qu'à un certain goût dépravé, ou à un certain air de mode,
dont les petits-maîtres & les coquet-
tes sont les arbitres. Ceux qui tout
vivans s'embaument avec des aromates & des quintessences, laissent soup-
çonner que ce n'est pas sans intérêt
qu'ils portent des odeurs. Les soup-
çons fussent-ils même fondés, ils n'en
ont pas moins tort, puisqu'il y a bien
des gens qui aimeroient autant être
empoisonnés par de mauvaises odeurs,
qu'assassinés par l'ambre & la tubé-
reuse.

Les odeurs fortes incommodent
beaucoup de personnes : elles portent
à la tête, enivrent, & sont capables
de faire trouver mal.

Il ne faut pas cependant proscrire

indiſtinctement toutes les odeurs : il y en a de douces & d'agréables, qui entrent dans l'ordre de la propreté ; telle eſt l'eau-de-vie de lavande.

Il eſt néceſſaire tous les matins de ſe laver la bouche, & de ſe nettoyer la langue & les dents. Du côté des dents, la vanité y trouve ſon compte comme la ſanté.

Il eſt eſſentiel de ſe peigner ſouvent à fond, pour ne pas dire tous les jours : la tranſpiration interceptée par l'amas de la poudre collée avec la pommade & la ſueur, reflue ſur les parties voiſines, & cauſe des catarres, des maux de gorge, d'oreilles, d'yeux, &c.

J'ai vu un jeune garçon de 18 ans mourir d'un abſcès à la gorge, cauſé par ſa malpropreté. Il y avoit ſi long-temps qu'il ne s'étoit peigné, qu'il s'étoit formé ſur ſa tête une croûte, qu'il ne fut pas poſſible d'arracher,

quand on voulut le rafer, & fous laquelle la putréfaction étoit établie :
l'humeur avoit reflué dans la gorge,
& il périt par les abfcès qu'elle y avoit
formés.

La frifure que l'on conferve pendant des femaines entières, fur-tout
chez les Dames, empêche de fe peigner fouvent à fond, & occafionne
beaucoup de migraines, de fluxions,
de maux d'yeux, d'oreilles, &c.

Ceux qui portent perruque doivent fe faire rafer fouvent la tête, &
fe la frotter tous les jours avec du
linge ou de la flanelle ou des broffes
fortes.

Si vous voulez éviter les hémorroï-
des, ne vous fervez jamais, quand
vous allez à la garde-robe, de papiers vieux, fales, écrits & fur-tout
imprimés. Comme il eft rare qu'on emploie à préfent le miniftère des Apo-
ticaires pour prendre des remédes, il

eſt inutile de recommander d'avoir une canule à ſoi. On doit avoir la même précaution pour les lancettes : chacun doit avoir les ſiennes, afin de ne pas ſe ſervir des lancettes bannales de Chirurgiens, ſouvent trop peu ſoigneux de laver & d'eſſuyer les leurs. Il eſt toujours dangereux de ſe faire ſaigner avec un inſtrument qui vient de ſervir à un malade attaqué d'une fiévre maligne, &c. : quelque précaution que le Chirurgien ait apportée pour le bien laver & eſſuyer, il peut y être reſté quelques corpuſcules du ſang du malade, & il n'en faut qu'un pour communiquer la maladie à une perſonne ſaine, qui ſouvent ne ſe fait ſaigner que par plénitude, ou pour une légère incommodité.

2°. Tout le monde ne peut pas être magnifique dans ſes appartemens & dans ſes meubles ; mais tout le monde doit y être propre. Que la maiſon que vous habitez (particuliérement la chambre où vous couchez), ne soit point humide & ne contracte aucune mauvaise odeur ; que les matelas & les couvertures de votre lit soient bien secs : prenez garde qu'on ne répande le soir de l'eau sur le plancher de la chambre où vous couchez , ou qu'il n'y ait de la fumée : n'habitez pas un appartement nouvellement peint & verni. Enfin , faites ensorte d'en éloigner les commodités le plus loin qu'il sera possible. Les chiens , les chats & les oiseaux donnent beaucoup de malpropreté , & d'odeurs désagréables dans un appartement ; mais comment proscrire le *Médor* ou le *Grisgris* de Madame ?

Il est très-sain , sur-tout en été , de laisser pendant la nuit un côté des rideaux du lit ouvert , afin de respirer un air toujours nouveau.

Il est bon aussi de tenir les fenêtres

de la chambre où l'on couche ouvertes, quand on en eſt ſorti, à moins
qu'il ne faſſe une grande humidité ou
du brouillard.

La ſalle à manger demande beaucoup de propreté & de gaieté : des
tableaux agréables en devroient faire
les principaux ornemens. Rien ne contribue tant à une bonne digeſtion que
la gaieté dans les repas.

Il y a encore une piéce, dans chaque maiſon, où la propreté eſt eſſentielle ; c'eſt la cuiſine. Il n'y faut ſouffrir ni ordures, ni amas d'herbes faciles à fermenter & à ſe corrompre, ni
reſtes de viande & de poiſſons : il faut
ſur-tout en chaſſer les mouches, autant
qu'il ſera poſſible.

3°. La propreté dans les alimens regarde particuliérement les Cuiſiniers
ou les Cuiſinières : il faut donc choiſir ceux qui l'aiment.

Le cuivre eſt trop dangereux pour
N iv

s'en servir dans ce qui regarde les alimens : n'ayez donc dans vos cuisines
ni casseroles, ni fontaines, ni autres
utensiles de ce perfide métal.

Les fontaines de grès, avec un ou
deux filtres, sont très-saines, comme
nous l'avons déja dit. Dans les maisons bourgeoises, les marmites &
casseroles de terre sont propres & sans
danger : les ragoûts & le bouillon
qu'on y fait, y ont même un meilleur suc que dans celles de métal. Dans
les grandes, on peut se servir de ces
utensiles de nouvelle invention, de
fer battu à froid & étamé, ou même
d'argent. Que les écumoires sur-tout
& les grandes cuillers, où le verd-
de-gris s'engendre nécessairement,
soient de fer battu à froid, & les lar-
doires d'acier poli. Les salières d'argent ne sont pas aussi propres qu'on
s'imagine : l'alliage de cuivre perce
toujours, & devient capable d'incom-

moder. On n'en prévient pas tous les inconvéniens, en les faisant doubler de plomb : le sel dissout les particules arsénicales que le plomb renferme, & peut occasionner dans l'économie animale bien des dérangemens, qui, pour être d'abord insensibles, n'en sont pas moins funestes à la longue. Celles de cristal sont agréables, & ne laissent aucune crainte.

4°. Enfin, la propreté s'étend encore sur les personnes que l'on fréquente le plus souvent. Fuyez celles qui sont malpropres dans leur façon de s'habiller & de manger, ou qui ont quelqu'incommodité dégoûtante. On ne sauroit être trop délicat sur le choix de ses amis.

C'étoit autrefois une galanterie, que la politesse Françoise a proscrite, de boire dans le verre d'un autre : rien de plus dangereux avec les personnes qu'on ne connoît pas. A peine passe-

N v

t-on à préfent aux Flamands de s'enivrer enfemble dans le même *vidre-
come.*

Il y a encore une autre efpéce de
galanterie, qu'une fauffe volupté fou-
tiendra plus long-temps ; c'eft le bai-
fer fur la bouche : il faut être bien intime avec quelqu'un, pour lui donner, ou en recevoir cette preuve d'attachement ; l'Amour feul peut faire oublier tout ce qu'on rifque dans une
démonftration auffi fouvent trompeufe
qu'elle eft vive.

C'eft une bonne précaution, quand
on voyage, de porter avec foi des
draps. Malgré cette attention, on fe
trouve quelquefois la victime de certains infectes, que la délicateffe ne per-
met pas de nommer : dans ce cas,
l'eau de la Reine de Hongrie fournira
un reméde beaucoup plus agréable,
& au moins auffi fûr qu'une pommade dégoûtante, & fouvent dan-

gereuſe, à cauſe du mercure qu'elle introduit ſans néceſſité dans le corps.

Avant que de coucher avec un ſecond, il faut bien le connoître : pour moi, j'ai toujours cédé le lit entier ; une nuit eſt bientôt paſſée dans un fauteuil. Les incommodités qu'on peut en reſſentir ſont ſûrement moindres que celles qu'on riſque de contracter par la communication de la ſueur d'un ſecond, quelquefois pulmonique, ou plein de dartres, d'ulcères, &c.

CHAPITRE VIII.

RÉGLES DE SANTÉ,

Pour les différens sexes, âges & états.

RIEN de plus aifé que de prefcrire des régles générales de fanté ; rien de plus difficile que de les appliquer à propos. Mille circonftances, telles que le fexe, l'âge & l'état forcent à les varier. Il n'y a que les Empiriques qui diftribuent à tout le monde le même reméde, & les ignorans qui donnent à tous la même méthode de fanté.

RÉGLES DE SANTÉ POUR LES SEXES.

Des hommes.

Les hommes plus forts & plus nerveux que les femmes, font deftinés à des occupations plus pénibles, à des exercices plus violens & à des travaux plus rudes ; auſſi doivent-ils , quand ils ſont d'une bonne conſtitution , s'accoutumer de bonne heure à la fatigue, aux veilles , & ſe nourrir d'alimens ſolides , ſans garder un régime bien exact , afin de ſe fortifier de plus en plus : par-là étant moins ſuſceptibles des variations des ſaiſons, de l'impreſſion de l'air , du dérangement de l'eſtomac , &c , ils deviendront des ſujets propres à ſervir l'Etat, & à occuper les places qui demandent de la vigueur & de la fatigue.

Des femmes.

La femme , ce chef-d'œuvre de graces & de délicateſſe , a le corps plus fluet , plus mince , & d'une complexion plus foible que celui de l'homme : ſa reſpiration eſt moins forte , & ſon eſtomac , ce foyer de la bonne ou de la mauvaiſe ſanté , eſt ſouvent dérangé par une sécrétion régulière, qui porte ordinairement atteinte à ce viscère , & dont la suppression cause toujours de grands maux.

Ce n'est pas qu'il n'y ait des femmes d'un tempérament vigoureux , dont les corps nerveux & la voix mâle annoncent toute la force de l'homme. Combien ne voit-on pas de femmes à la campagne & chez les Artisans , supporter des travaux fatiguans avec autant de courage & de forces que les hommes les plus robustes ? A côté de ces femmes mettons un petit-maître à rouge, & un *Agréable* à vapeurs ; quelle honte pour l'homme !

Quand je dis que les femmes sont plus délicates & plus foibles que les hommes , je n'entends parler ici que du corps : j'avoue hautement , & personne ne me démentira , que , du côté de l'ame & de l'esprit, le beau sexe n'a rien à envier au nôtre. Pourquoi ne s'attache-t-on pas à perfectionner son éducation ?

Les femmes étant d'une complexion délicate, & ayant un estomac sujet à être déréglé, doivent se modérer sur la qualité & la quantité des alimens. Plusieurs repas légers leur sont plus salutaires qu'un ou deux forts : un exercice, moins considérable il est vrai que celui des hommes, leur est absolument nécessaire. Une occupation variée & régulière peut seule fixer leur imagination naturellement vive & facile à se laisser aller à toutes sortes de désirs.

Les femmes doivent se mettre en garde contre certains appétits vicieux. Combien y en a-t-il qui ne se nourrissent que de fruits verds, de légumes malsains, de fruits au vinaigre, de salades, de ragoûts quintessenciés, de pâtisseries, de sucreries, ou qui mettent sur tous leurs alimens du vinaigre, du citron, &c, &c ? Mais auſſi par combien de maux d'eſtomac ne rachètent-elles pas ces alimens de fantaiſie & de mode ?

Les femmes groſſes doivent encore ſuivre un régime plus doux & plus réglé que les autres : elles y ſont obligées par plus d'une raiſon : quand même il leur ſeroit permis de riſquer leur ſanté, ce qui n'eſt pas, elles répondent d'un citoyen qui appartient à l'Etat. Elles doivent éviter tous les alimens trop ſalés, trop épicés & trop échauffans : il faut qu'elles faſſent quatre repas, ou au moins trois, qu'elles trempent beaucoup leur vin, & qu'elles ne boivent pas de liqueurs fortes.

Les femmes groſſes doivent modérer leurs paſſions, ſur-tout la colère, être toujours, autant qu'il leur eſt poſſible, gaies & de bonne humeur. Il leur importe auſſi particuliérement de faire un exercice convenable : en reſtant toujours au lit , ou ſur une chaiſe longue, comment auroient-elles un appétit régulier , & comment ne feroient-elles pas beaucoup d'humeurs & de ſang ? Auſſi , pour ſe débarraſ-ſer de cette ſurabondance , elles ſe font ſaigner réguliérement à certains termes ; méthode qui affoiblit le tem-pérament de l'enfant , & qui ôte à la mère les forces néceſſaires pour ſup-porter avec vigueur les douleurs de l'enfantement : au contraire , en fai-ſant de l'exercice , elles n'auroient pas beſoin de toutes ces ſaignées. Qu'elles daignent jeter un coup d'œil ſur les femmes de la campagne & des Arti-ſans ; elles verront avec quelle fa-cilité celles-ci peuplent le monde de gros enfans , bien conſtitués , tandis qu'elles ne donnent , ſouvent au riſ-que de leur propre vie , à la Cour & à nos Capitales , que des embryons , qui ne connoissent la vie que par les infirmités.

Les femmes éviteroient certainement bien des maladies mortelles , auxquelles elles sont exposées par les suites de leurs couches , si elles vouloient se donner la peine de nourrir leurs enfans. Les femmes de la campagne , celles de Flandre , d'Allemagne , &c. ont-elles des laits répandus , qui, après bien des souffrances , les conduisent au tombeau ? Le premier lait qu'un enfant tire de sa mère lui est aussi salutaire qu'à elle-même : en sortant, il débarrasse les glandes des mamelles qu'il pourroit engorger , & son âcreté purge doucement le ventre de l'enfant. Il faut avouer ici que la Nature , disons-mieux , la Providence a bien fait toute chose. Que ses desseins sont admirables! La femme pauvre travaille pendant toute sa grossesse , accouche heureusement , nourrit son enfant , &

n'éprouve aucun accident : la femme riche se tient, pendant tout le temps de sa grossesse, sur une chaise longue, accouche avec douleur, donne à une nourrice étrangère son enfant, & reste exposée, pendant un certain temps, à mille incommodités. Dans la pauvreté, les loix de la Nature sont respectées, suivies ; & l'enfant & la mère jouissent d'une santé parfaite : dans l'opulence, ces mêmes loix sont méprisées, violées ; & la mère & l'enfant languissent.

Mais pourquoi appeller ces dernières du nom respectable de mère ? Sont-elles mères pour mettre au monde un enfant, fruit du plaisir ou du hasard, à qui elles n'ont souvent pensé que pour lui reprocher, avant que de le connoître, leurs souffrances, & qu'elles rejettent loin d'elles, dans le temps où il auroit besoin d'un lait analogue à sa constitution premiè-

re , fans craindre pour lui les dangers
où il va être expofé chez une nourrice
mercénaire ? Non , non ; je ne don-
nerai ce nom fi doux & fi refpectable
qu'à celle qui , après avoir mis au
monde un enfant , le nourrit de fa
propre fubftance & l'accoutume infenfiblement , en ouvrant les yeux à
la lumière , à connoître fa mère par
fes foins & fa tendreffe.

Il y a encore un temps où les femmes doivent abfolument obferver un
grand régime , & avoir beaucoup d'attention pour leur fanté ; c'eft celui où
la fuppreffion des régles les fait , pour
ainfi dire , devenir hommes. Combien
cette métamorphofe n'en enlève-t-elle
pas ? Auffi lorfque ce temps approche , c'eft-à-dire environ dans le cours
du neuvième luftre , elles doivent diminuer la quantité de leurs alimens,
n'en prendre que de légers & de peu
nourriffans , faire beaucoup d'exerci-

ce , s'occuper continuellement & conferver , autant qu'il leur eſt poſſible , une grande gaieté dans l'eſprit. Rien de plus pernicieux dans cet état que la mélancolie.

DES AGES.

De l'enfance.

La première nourriture de l'enfance, eſt le lait de femme : celui de la mère eſt préférable à tout autre , & ce n'eſt que dans le cas d'un péril éminent pour la mère (cas extrémement rare , ſi la fauſſe délicateſſe ne décide pas la queſtion) , que la Nature tolère celui des nourrices étrangères ; d'où il réſulte ſouvent pour les enfans un changement de tempérament , d'humeurs , d'organes & , par une conſéquence néceſſaire , de ſenſations & de ſentimens.

Le lait , pour être bon , doit être

blanc, doux, de bonne odeur, fans aucun goût étranger, pas trop épais, & de deux à fix mois. Le lait des femmes blondes eft fouvent trop mince & trop clair : on préfère ordinairement celui des brunes.

Lorfque la mère ne peut pas nourrir fon enfant, avec quel foin doitelle faire le choix d'une nourrice, c'eft-à-dire, d'une femme que l'intérêt feul & non l'amitié, force à adopter un enfant, pour qui elle ne fentira jamais remuer des entrailles de mère ! Un bon lait dans une nourrice ne fuffit donc pas : il faut qu'elle foit d'une probité reconnue, vertueufe, faine, gaie & accoutumée à remuer un enfant.

Toute femme qui nourrit, doit faire un exercice modéré, & ne fe laiffer dominer par aucune paffion, entr'autres par la colère. Elle doit éviter tout excès dans le manger & le boire,

& ne faire aucun ufage des ragoûts trop falés & trop épicés, des crudités, comme fruits & falades : elle doit s'interdire le vin pur & toutes les liqueurs fortes : fes alimens ordinaires doivent être faciles à digérer & propres à faire un bon chyle : elle doit manger fouvent , & faire ufage de boiffons rafraîchiffantes : qu'elle prenne garde fur-tout à ne jamais s'expofer à fouffrir de la foif.

Lorfqu'une nourrice manque de lait, elle peut faire ufage, pour l'enfant, de celui de vache , ou feul , ou coupé avec de l'eau ou une légère décoction d'eau d'orge. Pour le faire prendre aux enfans , on fe fert d'un chalumeau, ou d'un linge entortillé au bout d'un petit bâton , qu'on lui porte à la bouche , après l'avoir trempé dans la liqueur. Un Citoyen connu par des établiffemens qui font honneur à fon cœur , autant qu'à fes lu-

mières, *M. de Chamousset*, essaie depuis quelques temps à procurer, avec
le lait de vache, aux enfans des pauvres, une nourriture aisée, peu coû-
teuse, & sans dangers pour l'enfant
ou pour la nourrice. On peut encore
se servir d'une panade faite avec un
demi-poisson de lait de vache bouilli
avec deux onces de mie de pain écra-
sée, dans laquelle on délaye un
jaune d'œuf, & un peu de sucre.

Toute autre nourriture, dans la
première enfance, est pernicieuse. Je
n'en excepte pas même la bouillie ;
elle est trop pesante sur des estomacs
aussi délicats. Il est sur-tout essentiel
de ne pas donner aux enfans qui tet-
tent, du pain de seigle, des fruits cruds,
du vin, du cidre & de la bière.

Quand les enfans ont sept à huit
mois, & qu'ils sont forts, on peut
leur donner de temps en temps de la
soupe faite avec du bon bouillon gras,
ou

ou de la panade, dont nous venons de parler. Il est bon de les accoutumer insensiblement, particuliérement les garçons, à être sevrés à dix mois, ou à un an au plus tard.

Les enfans qui commencent à grandir doivent manger souvent ; mais des choses saines, comme de bon pain, de la soupe, de la panade, des œufs, des légumes & des fruits cuits. Quand on juge à propos de leur donner de la viande, que ce ne soit que du bouilli ou du rôti. L'eau pure, ou tout au plus rougie, doit faire leur boisson. Le vin, les liqueurs & le caffé leur sont très-pernicieux, & les empêchent de grandir.

Lorsqu'ils sont parvenus à un certain âge, il faut les accoutumer à varier leurs nourritures, & à manger indistinctement de tout ; mais sans excès : il n'y a pas de moyen plus sûr pour leur former un bon tempérament.

O

Pour bien élever les enfans, il faut un bon air. Auffi-tôt qu'ils peuvent marcher, il faut les laiffer courir, & leur infpirer beaucoup de gaieté. Voyez les enfans de la campagne ; avec un bon air, de la liberté & du pain, ils font gros, gras, frais, rubiconds & gaillards.

C'eft une très-mauvaife coutume de trop ferrer les enfans dans leur maillot : par ce moyen on empêche & l'on déplace l'accroiffement des différens membres. Pourquoi gêner la Nature, quand elle a befoin de plus de liberté ? L'ufage des corps a fait beaucoup de mauvais eftomacs, de foibles poitrines, de boffus, & a caufé bien des cancers au beau fexe. Je fais que les mères, efclaves de la routine, liront cette réfléxion avec peine ; mais qu'elles aient la complaifance de s'informer comment on élève les Circaffiennes & les Georgiennes, ces beautés célèbres par la belle proportion de la taille , faites pour recruter les ferrails du Grand - Seigneur & des Princes Afiatiques ; elles comprendront combien les corps nuifent à la Nature & à la beauté. Sur-tout on doit éviter de fe fervir d'épingles autour des enfans.

Il faut tenir les enfans dans une grande propreté : eft-il dans l'humidité & dans l'ordure ? Il fouffre ; il pleure ; il dépérit , & prend un germe de mauvaife humeur, que l'on corrige enfuite difficilement. Il eft très-falutaire de laver fouvent les enfans dans l'eau froide , & de les y plonger pendant un certain temps. On peut commencer dans l'été à les y accoutumer.

L'exercice eft néceffaire aux enfans ; mais il faut le proportionner à leur âge & à leurs forces.

Auffi-tôt que la raifon commence

à se faire appercevoir, il faut travailler à modérer leurs paſſions, à réfor-
mer leur humeur, & à les rendre
obéiſſans. C'eſt perdre les enfans, que
de leur paſſer toutes leurs fantaiſies.
Quand la cire eſt une fois refroidie,
c'eſt envain qu'on voudroit lui faire
changer de forme. Il faut ſur-tout
peindre aux enfans la vertu ſous des
traits rians; il n'y a que ce moyen
pour la leur faire aimer. Voulez-vous
les accoutumer à s'occuper ? Flattez
leur amour propre ; faites entrevoir
des récompenſes : avec des châtimens
vous ne ferez que les rebuter & les
abrutir.

Ne ſouffrez jamais qu'on les entre-
tienne de ſorciers, de revenans, de
loups qui mangent les enfans,&c : c'eſt
ainſi qu'on rétrécit leur eſprit déja aſſez timide ; ces impreſſions reſtent, &
ouvrent la porte à mille préjugés.

Répondez à toutes les queſtions

qu'ils vous feront : parlez-leur raifon, & ne les trompez jamais (excepté fur certains articles qui regardent les mœurs) ; vous les accoutumeriez à devenir faux & menteurs , les plus affreux des défauts de la jeuneffe & le germe des hommes pervers.

Ne leur fouffrez ni hauteur , ni colère, ni mauvaife humeur. Le plaifir & la gaieté font l'ame & la fource des talens. Le Pere de *Montagne* faifoit tous les matins réveiller fon fils par le fon d'un inftrument de mufique, afin de lui infpirer un ton de gaieté qui lui fît aimer fes devoirs.

Je finis avec peine cet article intéreffant : j'aime ces tendres fleurs , dont on doit attendre les meilleurs fruits, fi l'on a foin de les bien cultiver ; mais, ô honte de notre fiécle & de mon pays ! La première éducation eft on ne peut pas plus négligée.

O iij

De l'âge de puberté.

L'âge de la puberté eſt celui où les ſexes & les tempéramens ſe déploient : c'eſt alors que le ſang fougueux porte par-tout une chaleur vivifiante, & donne aux viſcères une action juſqu'alors inconnue : l'accroiſſement du corps ſe faiſant d'une manière ſenſible, il faut employer tous les moyens de le favoriſer, & éloigner les obſtacles que la gourmandiſe, l'ivrognerie, l'impureté & la pareſſe ne lui oppoſent que trop ſouvent.

Les jeunes gens doivent faire uſage d'alimens nourriſſans, tels que les farineux, le bœuf, le mouton, la volaille, le gibier, le pain bien fermenté. Ils doivent éviter avec un ſoin particulier les ragoûts ſalés & épicés, les aromates, & tout ce qui échauffe trop. Ils doivent faire quatre repas. Pour boiſſon ils feront uſage de vin bien

trempé , de cidre coupé avec de l'eau ,
ou de bière légère. Le vin pur & les
liqueurs font à cet âge la fource de
mille défordres phyfiques & moraux , & empêchent l'accroiffement.

C'eft dans la jeuneffe qu'il faut infpirer le goût de la vertu , des devoirs,
de l'obéiffance & de la modeftie : faites fur-tout envifager cette dernière
vertu comme la fource de la fanté du
corps & de la force de l'ame. La débauche nous enlève tous les jours nos
plus brillantes efpérances ; & fi quelques-uns de ces libertins furvivent pour
ainfi dire à eux-mêmes, accablés d'infirmités , & incapables d'application , ce ne font plus que des fpec-
tres dégoûtans, qui , avant l'âge mûr,
éprouvent les horreurs de la vieilleffe.

Qu'il faut de talens dans un Maître pour faire aimer l'étude ! Ce n'eft
pas en entaffant dans une mémoire
légère & fléxible des termes & des

régles inintelligibles , qu'on cultive l'esprit de la jeunesse ; c'est en lui donnant des définitions claires & justes de chaque objet. En consacrant sept à huit ans pour apprendre le Latin , on perd , comme je l'ai déja dit ailleurs * , les plus belles années de la jeunesse. La Religion , la Géographie , la Chronologie , l'Histoire , les Mathématiques, le Dessein, la Musique, &c. devroient précéder l'étude d'une Langue , qu'on apprend en quinze à dix-huit mois, dans un âge raisonnable.

Pour faire aimer l'étude , laissez ignorer ce mot *châtiment* : l'émulation étend l'ame , tandis que les punitions la resserrent & l'avilissent. Il faut procurer à la jeunesse un exercice modéré. Les jours de congé & le temps des récréations , comme

____

* *Discours sur la connoissance & l'application des Talens*, imprimé en 1760 : il se trouve chez *Duchesne & Lambert* Librai.es.

celui des vacances, doivent être con-
sacrés à la promenade & aux jeux
d'exercice, tels que le volan, le ballon, les quilles, la boule, le billard, &c.

De l'âge mûr.

Un homme parvenu à l'âge mûr
doit connoître son tempérament, &
avoir appris, par expérience, ce qui
contribue le plus à la conservation de
sa santé : alors c'est donc à lui à tenir
la bride à ses passions, à ses appétits
désordonnés & à ses fantaisies. Il peut
user de tous les alimens propres à sa
complexion, pourvu que ce soit sans
excès, & ayant toujours égard au plus
ou au moins d'exercice qu'il fait.

L'âge mûr est le temps de jouir des
agrémens & des plaisirs de la vie : celui qui y est parvenu les goûtera sans
retour, s'il ne s'y livre qu'avec modération.

Il faut enfin, à cet âge, quand on

eſt d'un tempérament fort & vigoureux, s'accoutumer à tout ce qui ne
dérange pas viſiblement l'économie
animale. Toute habitude eſt incommode, ennuyeuſe, & ſouvent dangereuſe, lorſqu'un voyage, ou des
affaires extraordinaires, forcent à changer de genre de vie.

De la vieilleſſe.

Une vieilleſſe ſaine eſt la récompenſe
de la frugalité & de la modération
dans les plaiſirs, comme dans les paſſions.

Lorſqu'on eſt parvenu à cet âge,
il faut écarter & fuir avec ſoin les
veilles, les exercices trop violens,
ſur-tout ceux de l'Amour, l'application trop tendue de l'eſprit & les
ſoucis qui tourmentent ceux qui ſe
laiſſent dominer par la fortune & par
les folles idées de l'ambition.

Un vieillard ſage doit ſe former,

d'après une longue expérience, un bon régime. En général, la vieilleſſe étant occaſionnée par le déſſèchement des ſolides & par la viſcoſité des liqueurs, on doit avoir ſoin d'entretenir la ſoupleſſe des fibres & de ſubtiliſer les humeurs. Pour parvenir à ce double but, il faut éviter tous les alimens peſans, chauds, trop ſalés ou épicés, les aromates & les liqueurs ſpiritueuſes.

Les vieillards doivent faire uſage d'alimens délayans & légers, tels que la panade, la ſoupe, le riz, la ſemoule, le chocolat de ſanté (pour le déjeûner), les œufs, la volaille, le gibier dont la chair eſt blanche, certains poiſſons les moins viſqueux, comme la ſole, le carlet, &c. frits ou cuits à l'eau, les fruits fondans, pêches, fraiſes, poires, &c. : leur pain doit être bien fermenté & bien cuit.

Les vieillards doivent s'accoutumer

à diminuer infenfiblement la quantité de leur nourriture, & mettre beaucoup d'intervalle entre leurs repas : fur-tout que leur fouper foit léger, & ne foit compofé que d'une foupe, ou d'un œuf frais, ou d'un peu de fruit cuit avec le fucre.

Un vin vieux, léger & trempé, doit faire leur boiffon.

Les vieillards doivent, autant que les forces leur permettront, prendre de l'exercice : l'air de la campagne leur eft plus falutaire que celui des villes ; il faut au refte qu'il foit fain & pas trop vif.

Les vieillards doivent fe tenir le corps propre, & fe bien couvrir en hiver, particuliérement les mains, les bras & les jambes. Ils feront bien de fe faire frotter de temps en temps les pieds, les jambes & les bras : rien de meilleur pour entretenir la circulation dans les extrémités.

Les vieillards doivent se procurer un sommeil doux , tranquille ; mais pas trop long : qu'ils prennent garde de se coucher les pieds froids ; ils auroient de la peine à s'endormir.

Il est important , dans la vieillesse , que les évacuations soient bien régulières.

Enfin , les vieillards qui veulent finir leur carrière sans incommodités , ne doivent jamais se laisser aller à leur humeur, ni à la colère. Au contraire, qu'ils soient gais , & ils se feront aimer des jeunes gens , dont l'aimable société leur fera oublier leurs années.

Des différens états.

Il y a dans chaque état des avantages & des désavantages. Le pauvre travaille pendant la journée , a beaucoup de peines, vit frugalement, ignore les commodités de la vie , & jouit d'une santé forte & vigoureuse : le riche nage dans l'abondance & dans la molleſſe , & à peine jouit-il des plaiſirs qui l'environnent, tant il en eſt raſſaſié. O , Providence , que ta ſageſſe eſt admirable aux yeux du Philoſophe !

Nous aurons trop ſouvent occaſion , dans cet article , de recommander les anti-ſcorbutiques , pour ne pas commencer par indiquer les plus puiſſans & les plus ſimples : par cette méthode nous ferons moins dans le cas de nous répéter. Les plus uſités ſont le citron , le limon , l'orange , le verjus en grain ou en jus , le vinaigre, la groſeille , la paſſe-pierre , la criſte-marine , le creſſon de fontaine , le réfort , l'oſeille , le cochléaria , le fume-terre , l'abſinthe , les capucines , les câpres , la moutarde & les ſels neutres. On trouvera auſſi , dans *le Dictionnaire de Santé* , à l'article *Scorbut* , la compoſition d'un vin anti-ſcorbutique, dont l'ufage peut convenir de temps en temps aux perfonnes à qui nous prefcrirons les anti-fcorbutiques fimples.

1°. Les gens qui, par état, font des exercices violens, comme les habitans de la campagne, les troupes & les ouvriers dont les travaux demandent de la force, peuvent & doivent manger beaucoup, & fe nourrir d'alimens folides, tels que le pain de feigle, les gros légumes, poids, fèves, &c. les viandes folides & groffières, comme le cochon falé, &c.

L'eau doit être leur boiffon ordinaire : ce n'eft pas que le vin pris fans excès, le cidre ou la bière leur fuffent contraires ; mais ils ne s'en porteront pas moins bien fans ces liqueurs, que leur fortune leur interdit pour l'ordinaire. Ils peuvent mettre de temps en temps un peu de vinaigre dans l'eau qu'ils boivent.

Lorsque les troupes & les ouvriers changent de climats, ils doivent aussi varier leur nourriture ; c'est-à-dire, qu'ils doivent manger moins dans les pays chauds que dans les froids.

Quand ils ont essuyé des fatigues très-violentes & beaucoup sué, ils doivent sur-tout diminuer leur nourriture: le repos leur est alors plus nécessaire qu'une grande quantité d'alimens.

2°. Les ouvriers qui travaillent dans les marais & au bord de l'eau, tels que les tanneurs, les mégissiers, les teinturiers, les blanchisseuses, les laboureurs dans les pays bas, ceux qui curent les puits & les rivières, & ceux qui fouillent dans les carrières & dans les mines profondes, doivent, autant qu'il leur est possible, ne se pas laisser refroidir quand ils quittent leurs travaux, afin d'entretenir la transpiration : les apéritifs leur sont salutaires, comme l'usage modéré du vin.

Les blanchiffeufes, fujettes à la fup-preffion de leurs régles, ne doivent pas négliger les moyens de les réta-blir, fans quoi elles s'expofent à avoir la fièvre, des rhumes opiniâtres & une infinité de maladies. Quand l'air d'une carrière ou d'une mine fe cor-rompt, faute d'être renouvellé, ceux qui y travaillent doivent auffi-tôt y allumer un peu de feu dans le fond ; ils ne feront pas long-temps à fen-tir les falutaires impreffions d'un nou-vel air.

3°. Pour conferver la fanté dans les troupes, fur-tout en temps de guerre, il faut prefcrire au foldat beaucoup de propreté, l'empêcher de fe coucher fur la terre humide & de boire de l'eau froide lorfqu'il eft ac-cablé de fatigues, & couvert de fueur & de pouffière. Il eft effentiel de chan-ger de camp auffi fouvent que le bien du fervice peut le permettre, d'allumer souvent , & en particulier pendant la nuit dans les temps de brouillard & de pluie , des feux d'espace en espace , d'éloigner le plus qu'il sera possible du camp , les hôpitaux , de les placer sur les terreins les plus élevés , & de faire enterrer les corps morts des animaux avant que la putréfaction s'y mette.

Quand on est obligé de rester long-temps dans le même camp , il faut en purifier l'air , en aspergeant de temps en temps les tentes de vinaigre , ou en y faisant brûler du goudron , du genièvre , du souffre , ou de la poudre à canon détrempée dans le vinaigre.

Un verre de vin anti-scorbutique donné quelquefois aux soldats qui restent long-temps dans le même camp , leur seroit bien plus salutaire que l'eau-de-vie.

Un soin particulier sur les vivres

préviendra beaucoup de maladies ; si
la délicatesse ne doit pas régner dans
un camp, du moins est-il nécessaire
d'y trouver l'abondance, une bonne
qualité & de la propreté dans les alimens. Du pain fait avec de la farine
échauffée & gâtée, du biscuit mouillé
& corrompu, & des viandes putré-
fiées causeront beaucoup de corruption dans le corps, & occasionneront
indubitablement des maladies qui em-
porteront plus de monde que le fer
& le feu.

Enfin, il faut entretenir le soldat
dans une grande gaieté : l'humanité
& les bons traitemens des chefs, le
son des instrumens militaires mêlé
avec celui des instrumens de musique
des corps & différens jeux d'exercice procureront cette bonne humeur
qui fait envisager le péril sans le craindre, & supporter la fatigue sans y suc-
comber.

4°. On ne sauroit trop recommander aux gens de mer de se tenir le plus
proprement qu'il leur est possible, de
changer de linge souvent, & d'habits
toutes les fois que les leurs sont
mouillés. Ils doivent détremper leurs
alimens, c'est-à-dire boire beaucoup
d'eau, particuliérement quand ils en
sont réduits aux viandes & aux poissons salés.

Les Maîtres d'équipages auront
soin de faire renouveller souvent l'air
de l'entrepont, de faire boucher la
communication de l'endroit où sont
les bestiaux, avec celui où habitent
les hommes, d'entretenir dans celui-
ci beaucoup de propreté, & de le
parfumer de temps en temps avec
quelque parfum commun, tel que le
vinaigre ou le goudron brûlé : pour
renouveller l'air ils se serviront de
différens soufflets ; celui de *M. Hales*,
appellé le ventilateur, est préférable à
tous les autres.

Ils doivent, autant que leur route & la mer fur laquelle ils voyagent leur permettront, faire pêcher du poiffon pour en nourrir leur équipage. Le poiffon frais, fur-tout quand il eft d'une certaine groffeur, fournit un aliment agréable & fain. De quelle reffource la morue nouvellement pê- chée n'eft-elle pas pour un Capitaine de Vaiffeau ?

Le maître d'équipage doit exciter & entretenir la gaieté fur fon bord, & animer, par fa préfence, & même quelquefois par des récompenfes, les jeux & les exercices des matelots.

Les paffagers doivent faire autant d'exercice qu'il leur fera poffible, fur- tout s'ils voyagent vers l'Equateur & les Tropiques. Il eft très-fain, pour les paffagers, de fe promener fur le pont le plus fouvent & le plus long- temps qu'il leur eft poffible. L'exer- cice empêche les humeurs & le fang de se coaguler, ce qui occasionne le scorbut (fléau si cruel & si commun sur la mer) & la constipation, maladies occasionnées par la grossièreté de l'air, par les nourritures salées, ou quelquefois gâtées, & par le grand repos.

C'est encore pour éviter ces maladies, que les gens de mer, ainsi que les passagers, doivent faire usage de temps en temps de quelques-uns des acides & anti-scorbutiques dont nous avons parlé plus haut, en particulier du citron, du cresson, du suc d'oseille, du réfort, de la moutarde, des câpres, ou, à leur défaut, de quelque sel neutre. Le vin anti-scorbutique que nous avons indiqué, & l'épinette ne peuvent qu'être très-salutaires aux marins. On trouvera la composition de cette dernière liqueur dans *la Méthode pour conserver la santé aux gens de mer, par M. Duhamel* (pag.

161), cet ouvrage précieux, fans lequel un Capitaine de vaiſſeau ne doit pas s'embarquer.

5°. Les gardes des malades, les Chirurgiens, les Médecins & les Eccléſiaſtiques qui ſe conſacrent au ſervice des malades, ſoit dans les hôpitaux, ſoit en particulier, doivent, dans les temps de contagion, mettre par-deſſus leurs habits, lorſqu'ils entrent chez les malades, un fourreau de toile cirée, qu'ils quitteront en ſortant. Par ce moyen leurs vêtemens ne contracteront pas le mauvais air ; car les habits, & en particulier ceux de laine & de coton, s'imbibent aiſément des corpuſcules contagieux, les conſervent long-temps, & les communiquent promptement à ceux qui les portent, ou à ceux qu'ils pourroient fréquenter.

En entrant, & en ſortant des ſalles, où ſont les malades, ils auront foin de fe frotter les mains & le vifage avec un peu de vinaigre. Celui des quatre voleurs eft plus fort & plus efficace que le commun.

En fortant de ces falles, ils prendront, s'il eft poffible, l'air dans un jardin, dans une cour, ou même dans la rue, pendant un bon demi quart-d'heure.

Ils feront de temps en temps ufage du vin anti-fcorbutique, ou fimplement d'un vin aromatifé avec le quinquina ou l'énula campana.

Enfin, ils auront foin de fe tenir dans une grande gaieté, & de faire beaucoup d'exercice dans les temps où leur miniftère ne les occupera pas. C'eft ainfi qu'ils entretiendront la foupleffe dans les folides & la fluidité dans les liquides; d'où il réfulte une circulation aifée & une louable tranfpiration, fi néceffaires dans leur état.

Ceux

Ceux qui approchent les malades attaqués de contagion, auront foin de faire brûler, après leur mort, tous les vêtemens & meubles qui leur auront fervi pendant la maladie, comme camifoles de laine, manteaux de lit, paillaffe, &c. &c. Rien n'étend & ne prolonge plus la contagion que de conferver ces fortes d'effets.

6°. Les forgerons, les taillandiers, les maréchaux, les ferruriers, & ceux qui font employés aux glaceries & aux verreries, doivent fuivre un régime doux, humectant & rafraîchiffant. Le lait leur eft admirablement falutaire.

7°. Ceux qui travaillent à la poterie, à la fayance, aux briques & aux thuiles, les peintres & les droguiftes doivent faire ufage des acides doux, tels que le jus d'ofeille, de citron, ou le vinaigre mêlé dans l'eau : ils ne feroient pas mal de prendre de temps en temps quelques médicamens tirés des mercuriaux & des marciaux. Les alimens où il entre des esprits volatils leur sont propres, tels que l'ail, l'oignon & les aromates.

8°. Les tailleurs de pierre, les maçons, les tondeurs de draps, les batteurs de chanvre & de lin, les cardeurs de laine, les rebatteurs de matelas, les perruquiers, les boulangers, les meûniers, &c. sont sujets à la pulmonie, à l'asthme, à la toux & aux inflammations de poitrine, parce que les atomes subtils qui se détachent des corps qu'ils travaillent ou qu'ils emploient, pénétrent intérieurement, sur-tout dans la poitrine, & causent irritation & inflammation. Ils ont aussi souvent des maux d'yeux fort dangereux. Pour se garantir de ces incommodités, ceux qui travaillent à l'air, tels que les tailleurs de pierre, &c. doivent se placer de telle façon que le vent emporte loin d'eux les corpuſcules qui leur nuiroient ; les autres feroient bien de ſe couvrir la face d'une mouſſeline fine, qui ne les empêcheroit ni de reſpirer ni de voir. Leur régime doit être doux & rafraîchiſſant. Le lait eſt pour eux une excellente nourriture.

9°. Les braſſeurs & les cabaretiers doivent faire uſage des acides doux, tels que le citron, le vinaigre, les pommes cuites, &c. afin de prévenir les étourdiſſemens, les vertiges, & les léthargies auxquels ils ſont expoſés.

10°. Ceux qui, par état, mènent une vie ſédentaire, comme certains artiſans & artiſtes, les commis des bureaux, les marchands, &c. doivent prendre moins de nourriture que ceux qui font beaucoup d'exercice : leurs alimens doivent être légers & de facile digeſtion, tels que le pain bien cuit, les viandes faites, la volaille, les fruits mûrs ou cuits, &c.

Ils doivent fur-tout tremper leur vin ; l'ivreffe leur feroit pernicieufe. Ils feront bien de prendre quelquefois un des anti-fcorbutiques que nous avons prefcrits au commencement de cet article.

Ils ne doivent laiffer paffer aucun Dimanche ni aucune fête fans fe promener & faire de l'exercice.

11°. Deux raifons rendent un régime exact néceffaire aux gens de Lettres ; le défaut d'exercice , & la grande diffipation des efprits occafionnée par une profonde application. D'ailleurs courbés fur leurs livres, leur eftomac eft gêné , leur poitrine eft refferrée , le bas ventre eft affaiffé; ce qui diminue le mouvement de l'eftomac , & caufe de fauffes digeftions , fuivies néceffairement de maigreur & de conftipation.

Les gens de Lettres doivent manger peu , particuliérement le foir, &

ne faire ufage que d'alimens faciles à digérer, tels que le pain bien fermenté, les viandes faites, la volaille, le gibier blanc, les herbes potagères, le poiffon cuit à l'eau ou frit : ils ne mangeront que peu ou point de ragoûts.

Ils doivent prendre le matin une croûte de pain avec deux verres d'eau rougie. Une décoction de véronique, de fleurs de guimauve, ou de quelque plante anodine, dans laquelle on ajoute un peu de lait & de fucre, humectera agréablement leur fang.

Le vin bien trempé doit être leur boiffon. Qu'ils évitent fur-tout les liqueurs fpiritueufes.

Les gens de Lettres doivent prendre tous les jours, autant qu'ils le pourront, quelques heures d'exercice, foit à la promenade, foit à quelque jeu d'exercice, foit à cheval. De temps en temps les bains, ou des frictions avec la flanelle, ne peuvent que leur faire beaucoup de bien. 		P iij

Ils ne doivent se mettre à l'ouvrage que deux ou trois heures après le repas.

Afin de laisser l'estomac & le ventre dans une situation louable, particuliérement après le repas, ils peuvent écrire sur une table haute d'environ quatre pieds, vis-à-vis de laquelle ils seront debout, en se servant seulement d'un tabouret pour reposer alternativement l'un des genoux, ou même d'un siége élevé à proportion.

Enfin, les gens de Lettres doivent se modérer dans leurs études, s'ils ne veulent pas épuiser promptement leur esprit, & ruiner leur santé. Qu'ils se ressouviennent que les veilles leur sont pernicieuses. Le travail du matin est bien plus aisé, parce que, quand on a peu soupé la veille, le corps se trouve plus léger & l'esprit plus susceptible d'application que dans aucun temps de la journée.

12°. Je n'ai qu'un mot à dire aux

riches oififs ; travaillez ; occupez-
vous ; faites de l'exercice ; mangez
peu , & modérez vos paffions : fans
cela point de fanté ; pas même de
vrais plaifirs.

CHAPITRE IX.

Des causes morales qui influent sur la santé, telles que les passions & les affections de l'ame.

Toute passion est une impression subite & respective de l'ame sur les sens, & des sens sur l'ame.

Pour expliquer bien clairement cette impression, il faudroit avoir une idée bien nette du lien qui unit deux substances aussi disparates que le sont la matière & l'esprit, le corps & l'ame.

Le Théologien sue sang & eau, & épuise son imagination & son encre pour donner des preuves & des comparaisons d'un miracle, que le Philosophe reconnoît & admire.

L'ame, pendant cette vie, est si intimement unie au corps, qu'elle ne fait plus qu'un avec lui. Les opérations & les mouvemens de ces deux substances sont tellement confondues, qu'il est souvent difficile de distinguer si ce sont les sens qui ont occasionné telle impression dans l'ame, ou si c'est l'ame qui a communiqué tel mouvement aux sens. Au reste, à quoi servent des recherches plus capables de piquer la curiosité que d'instruire, surtout lorsqu'elles peuvent nous égarer? Contentons-nous sur l'objet présent, de remonter aux sources de nos passions, & d'en suivre la progression & les effets, afin d'en tirer quelques leçons utiles pour la santé ; la vertu n'y trouvera pas moins son compte.

L'ame, dans chaque individu, est la même : souffle divin, esprit actif & pénétrant, source de vérité & de vertu ; pourquoi dans chaque individu agit-elle si différemment ? Ce n'est pas la faute de l'ame; mais celle de l'enveloppe matérielle, avec laquelle elle

P v

eſt obligée de partager ſes opérations.
Des organes bien proportionnés , ſagement configurés , ſouples , élaſti-
ques , & arroſés par une quantité ſuf-
fiſante d'eſprits animaux , ſe prêtent
aiſément à tous les mouvemens de l'a-
me , font l'homme d'eſprit , & ſouvent le vertueux. Des organes mal
conformés , ſans proportions , groſ-
ſiers , roides & déſſéchés , ſe refu-
ſent aux impreſſions de l'ame , font
l'homme ſans génie , & ſouvent le vicieux.

Pour ſe former une idée de l'origine
des paſſions , il eſt bon de regarder
notre individu comme une eſpéce
d'inſtrument de muſique , dont les cordes touchées avec plus ou moins d'ac-
cords , donnent des ſons plus ou moins
harmoniques , & excitent ou le plaiſir
ou l'ennui. Les nerfs , qui partent pour
la plûpart du cerveau , & qui tous au
moins s'y rapportent médiatement , ſe

divisent en une infinité de fibres répandues dans toutes les parties du corps, dont ils couvrent même la surface extérieure ; ce sont les touches & les cordes de l'instrument. Les objets extérieurs qui frappent les extrémités de ces fibres, y excitent une oscillation plus ou moins forte, qui fait refluer plus ou moins promptement les esprits vitaux qui y sont renfermés, action qui se communiquant de proche en proche, parvient bientôt jusqu'à l'autre extrémité où préside l'ame ; ce sont les mains plus ou moins savantes qui touchent l'instrument. L'ame avertie par le reflux des esprits animaux, de tel ou de tel mouvement, éprouve ou du plaisir ou de la douleur ; c'est l'oreille de celui qui écoute l'instrument, & qui se trouve ou agréablement flattée, ou cruellement déchirée. Quelquefois aussi c'est l'ame qui, excitée par la réminiscence, ou par la volonté, éprouve la première telle ou telle impression, qu'elle communique aux sens, par l'entremise de ces mêmes organes ; alors c'est une corde de l'instrument ébranlée par les vibrations d'une autre corde montée à l'unisson. Qu'on saisisse ces comparaisons, & elles jetteront assez de lumière sur cette matière toute obscure qu'elle soit, & feront entendre la progression des passions.

Que l'ame réside particuliérement dans la tête, ou qu'elle répande également son influence dans toutes les parties du corps ; c'est ce que je n'examinerai pas ici : il suffit qu'elle soit avertie, par le moyen des fibres nerveuses, des différentes impressions des objets extérieurs, & qu'elle puisse communiquer à ces mêmes fibres les impressions que la mémoire ou la volonté lui font éprouver, pour avoir découvert la naissance des passions,

Qu'on ne perde pas ici de vue, que nous regardons les extrémités des fibres nerveufes comme les fentinelles qui avertiffent l'ame de tout ce qui fe paffe au dehors, de tout ce qu'elle a à rechercher ou à fuir, à aimer ou à craindre.

Il y a des Philofophes qui admettent trois fortes de paffions, les fpirituelles, les corporelles & les mixtes. Pour moi je ne reconnois que les dernières, parce que c'eft en elles feules que je trouve une action & une réaction des fens fur l'ame, & de l'ame fur les fens.

1°. Les paffions purement fpirituelles feroient des mouvemens de l'ame totalement féparés de la matière ; mais par le lien intime qui l'attache au corps, pendant cette vie, il n'y a en elle aucune impreffion qui n'ait quelque rapport à fon enveloppe. La contemplation, par exemple foit qu'elle ait pour objet des êtres métaphyſiques, ſoit qu'elle s'occupe d'objets phyſiques, ne peut pas être regardée comme un mouvement purement ſpirituel de l'ame. Si elle a pour objet des êtres phyſiques matériels & ſenſuels, tels que les plaiſirs, les richeſſes, la volupté, &c, c'eſt alors une paſſion réfléchie, qui ſe nourrit de ſa propre ſubſtance; mais il s'en faut bien que les ſens en ſoient abſolument exclus: je n'en veux pour témoins que ces penſées que les Théologiens appellent *moroſes*, & qui ſouvent produiſent tant d'effets ſur le corps. Si la contemplation a pour objet des êtres métaphyſiques, comme Dieu, les vérités Géométriques, &c, ce n'eſt point alors une paſſion; c'eſt une étude approfondie, qui affecte plus l'eſprit que le corps, mais cependant où le corps entre toujours pour quelque choſe. Qu'on ne m'objecte pas les extaſes de *Saint Paul* & de *Sainte Thérèſe* : en s'élevant au-deſſus de la matière , ces ſaints perſonnages ſont ſortis de l'ordre naturel ; & je parle ici des hommes ordinaires.

2°. Les paſſions purement matérielles ſeroient des mouvemens du corps abſolument ſéparés de l'impreſſion de l'ame ; mais je demande ſi ces mouvemens ſont poſſibles dans un corps , dont les organes ſont tellement diſpoſés , que la moindre oſcillation cauſée dans les fibres nerveuſes par un objet extérieur , communique dans l'inſtant une impreſſion à l'ame , & que les moindres mouvemens de l'ame ſe tranſmettent ſi promptement aux organes de la ſenſation , qu'il eſt ſouvent difficile de diſtinguer quel a été le premier moteur. La matière n'a par elle-même aucun mouvement : il faut donc que tous ceux qu'elle éprouve dans nos individus , aient pour agent une ſubſtance d'un ordre ſupérieur : il n'y a donc que l'impreſſion reſpective de l'ame ſur la matière , & de la matière ſur l'ame qui puiſſe for- mer de véritables paſſions. Dans l'en- fance , dans la vieilleſſe , dans un in- ſenſé , dans un homme ivre , & pen- dant le ſommeil , l'ame n'eſt point ſé- parée de la matière ; & ſi ſes opéra- tions ne parviennent pas juſqu'à nous dans tout leur éclat , c'eſt la faute des organes dérangés , obſtrués , ſans élaſ- ticité & déſſéchés ; mais l'influence du principe actif n'en eſt pas moins réelle.

On me répondra peut-être ici que les animaux (chez qui le Cartéſien n'admet point d'ame) , ont à-peu-près les mêmes ſenſations & les mêmes paſ- ſions que l'homme , & que , par con- ſéquent la matière eſt ſuſceptible de ces mouvemens , que l'on appelle paſ- ſions purement corporelles. Comment peut-on propoſer un pareil ſyſtême , lorsqu'on a réfléchi ſur l'inertie de la matière en elle-même ? Pour que les animaux aient ces ſenſations & ces paſſions, dont on vient de parler, il faut néceſſairement en eux un principe de vie. Les Anciens l'appelloient *inſtinct*, & ne comprenoient rien dans ce terme inintelligible : quelques Modernes s'en ſervent encore, ſans lui donner un ſens plus fixe & plus clair. Le Cartéſien l'appelle *méchaniſme*, & ne peut en décrire ſolidement le moindre jeu, & le plus petit rapport avec nos ſenſations. Pour moi, plus je combine les opérations admirables des animaux, moins je puis leur refuſer une ſubſtance *ſpirituelle*. Sans ce principe, qu'on explique la fidélité du chien, la docilité du cheval, la fineſſe du renard, l'adreſſe du ſinge, la fureur du lion, la tendreſſe de la tourterelle, &c, &c, &c. Qu'on ceſſe en même-temps de vouloir intéreffer la Religion dans un fyftême auffi raifonnable. Je n'ai befoin que de la réfléxion fuivante pour raffurer le fcrupule alarmé. L'ame des bêtes, d'un ordre inférieur à celle de l'homme, n'a pour objet que cette vie terreftre, avec laquelle elle périt par la même puiffance qui l'a créée : dépourvue de la liberté (qui fait notre principal apanage), elle n'a pas la dangereufe faculté du choix : elle eft donc incapable de mérites & de démérites, de récompenfes & de punitions, &, par une feconde conféquence, elle n'a aucun droit à une autre vie, à laquelle l'ame de l'homme, créée pour connoître & fervir fon Auteur, eft deftinée.

3°. Nous n'admettrons donc que des paffions mixtes, c'eft-à-dire, ces mouvemens fubits qui dépendent refpectivement de l'impreffion de l'ame fur le corps, & du corps fur l'ame. La relation de ces deux fubftances eft trop intime, pour que l'une puisse agir indépendamment de l'autre.

Le bon ou le mauvais état du systême nerveux, influe beaucoup sur les passions.

1°. Avec des fibres fort minces, actives & élastiques, on aura des sensations vives & des passions violentes, parce qu'à la moindre impression les nerfs seront ébranlés. Tels sont les organes des poëtes, des peintres, des musiciens, & de tous ceux qui ont une imagination vive & brillante. Aussi ces sortes de caractères sont-ils plus susceptibles que les autres hommes des plaisirs, & savent-ils mieux les rendre. Ne sont-ce pas en effet eux qui donnent, pour ainsi dire, du corps à la volupté ?

2°. Avec des fibres roides, peu mobiles, mais saines & entières, on aura des sensations moins promptes & moins vives, parce qu'il faut un certain temps, & une forte impres-

fion pour les mettre en mouvement.
Tels font les organes de ceux qui,
ayant plus de jugement que d'imagination, font propres pour les fciences & pour l'application : ces fortes
de caractères font moins fufceptibles
de paffions aiguës que des chroniques.

3°. Avec des fibres épaiffes, dures,
déféchées, fans élafticités, obftruées
& fouvent rompues, on a très-peu de
fenfations & point de vivacité. Tels
font les organes de ces gens forts &
robuftes, qui n'ont guère plus de paffions que de génie, & qu'on ne dif-
tingue des animaux que par la figure
humaine qu'ils déshonorent. Ils vivent
cependant tranquilles, & feroient heureux s'ils avoient affez de vivacité pour
fentir leur exiftence. C'eft un bonheur
pour la Société, lorfque l'artifan, l'ou-
vrier & le foldat fe trouvent ainfi conformés : c'eft de cette forte d'automates, dont on tire beaucoup de partis.

Toutes les paffions fe rapportent

ou à la joie, ou à la tristesse. Le beau physique & le bien moral excitent en nous une sensation agréable ; c'est la joie. Lorsqu'une ame contente anime un corps sain , dans lequel les solides & les liquides sont dans une juste combinaison , toutes les opérations vitales s'exécutent avec facilité , la force du cœur augmente , les vaisseaux se distendent , les humeurs se brisent & parviennent facilement jusqu'aux plus petites ramifications , enfin , les fibres nerveuses éprouvent une agréable & légère oscillation , d'où résulte un chatouillement délicieux : alors une chaleur douce & voluptueuse , prenant son principe dans les viscères , se répand dans toute l'habitude du corps , & donne le sentiment de la joie. Mais pour peu que cette sensation flatteuse augmente , le mouvement accéléré du cœur pousse les humeurs avec trop de vivacité ; les vaisseaux n'ayant pas as-

fez d'étendue pour les contenir, font
tiraillés & déchirés : alors une chaleur trop violente brûle le vifcères,
porte le feu dans toute l'économie animale, occafionne une efpéce de fièvre, & l'on fouffre. Tel eft le fort
de la joie immodérée, de reffembler à
la douleur, & d'en avoir tous les effets.

La difformité phyfique & le mal
moral excitent en nous une fenfation
pénible ; c'eft la trifteffe. Lorfqu'une
ame inquiéte habite un corps mal dif-
pofé, les fonctions vitales font trou-
blées, l'élafticité des fibres nerveufes
fe détruit, elles fe contractent, fe
refferrent, & empêchent l'action
des efprits animaux, le cœur s'affoiblit, le fang & les humeurs ne circulent prefque plus, s'épaiffiffent,
reftent dans les petits vaiffeaux, y caufent des obftructions & des défaillances ; alors on éprouve une lan-

gueur qui tient de l'anéantiſſement ;
c'eſt le premier dégré de la douleur.
Quelquefois auſſi le cœur fortement
contracté pouſſe le ſang avec trop de
vivacité, & cauſe dans les fibres nerveuſes des oſcillations violentes :
alors tout le corps reſſent une douleur
cuiſante ; telle eſt, dans l'un & l'autre cas, l'origine de la triſteſſe.

A la joie ſe rapportent la vivacité,
la ſatisfaction, le courage, la har-
dieſſe, l'intrépidité, l'audace, la vanité, l'orgueil, l'amour-propre, l'intérêt ſatisfait, l'eſpérance, le déſir,
l'empreſſement, l'Amour (dont la volupté eſt en même-temps & la mère
& la fille) & les tranſports qui tiennent ſouvent d'un côté à la joie, & de
l'autre à la triſteſſe.

La quiétude n'eſt pas une paſſion :
c'eſt tout au plus l'extaſe d'un fanati-
que ; elle n'entre point dans l'ordre
naturel.

Il est une autre sorte de quiétude naturelle à l'homme : c'est une certaine tranquillité d'ame, qui consiste à ne pas être affecté, ou à l'être très-foiblement par la peine & le plaisir, par la joie & la tristesse, enfin par toute autre passion. Cette espéce d'indolence poussée jusqu'au héroïsme, étoit la vertu du Stoïcien ; renfermée dans de sages bornes, elle fera toujours les vrais Philosophes.

A la tristesse se rapportent l'anxiété, l'impatience, l'incertitude, l'inquiétude, la timidité, le saisissement, la crainte, la peur, l'épouvante, le dégoût, l'antipathie, la misantropie, l'envie, la jalousie, la haine, la vengeance, la colère, l'emportement, la fureur & le désespoir.

On distingue les passions en aiguës & en chroniques. Les aiguës sont celles qui s'emparent subitement de nous, & qui n'exercent leur violence que

pendant

pendant un certain temps ; telles font la joie fubite, la colère, la fureur, &c. Les chroniques font celles qui règnent habituellement dans l'ame : fi elles font moins violentes, elles n'en font pas moins funeftes, quand leur objet eft mauvais en foi ; telles font la jaloufie, la haine, &c.

Le principe des paffions eft dans le cerveau ; leur fiége eft dans le cœur, & c'eft dans le diaphragme où elles font fentir leur premier effet.

Quand les paffions vont à un certain dégré, elles affoibliffent les nerfs, rallentiffent la circulation du fang, nuifent à la digeftion, détruifent l'appétit & le fommeil, caufent la pâleur & la maigreur, défféchent les fibres nerveufes, occafionnent une grande diffipation des efprits, produifent des obftructions dangereufes, des effufions de bile, des inflammations & des affections hypocondriaques ; tels font

Q

les effets de la tristesse, de l'inquiétude, de la jalousie, &c.

Plus la violence de la passion augmente, plus les symptomes sont
affreux : alors toute la machine est
dans l'agitation ; toute l'économie animale est troublée : une palpitation générale, un tremblement universel & une
sueur froide annoncent le désordre :
les extrémités deviennent glacées &
roides, le sang & les esprits animaux
ne s'y portent plus ; delà les convul-
sions & les fréquentes apopléxies ;
tels sont les cruels effets de la colère,
de la fureur, du désespoir, &c.

Les passions aiguës peuvent causer
la mort dans l'instant même ; en voici
la raison : dans une impression subite,
les humeurs ne cédant pas assez promptement à l'impétuosité imprévue des
oscillations des fibres, s'embarrassent
& s'arrêtent tout-à-coup ; ce qui in-
terrompt toutes les fonctions vitales,

& caufe la mort. La joie exceffive & fubite , l'excès de trifteffe ou de co- lère ne fourniffent tous les jours que trop d'exemples funeftes de cette vé- rité.

Après une grande joie , il fuccéde toujours un abattement qui reffemble à la trifteffe ; c'eft l'effet de la trop gran- de tenfion des vaiffeaux & des fibres nerveufes , & de l'épuifement des ef- prits animaux : tel eft auffi l'abatte- ment qu'on éprouve immédiatement après les plaifirs de l'Amour.

Les foupirs ne font pas moins le langage du défir & de la tendreffe, que celui de la trifteffe. Le fang fufpendu dans fon cours , par l'impreffion de la paffion , s'arrête pendant un cer- tain temps dans les poumons : ce vif- cère fe trouvant ainfi embarraffé, fe contracte, & communique aux mufcles & aux nerfs une irritation qui produit une grande infpiration , fuivie immédiatement d'une forte expiration; c'est le foupir.

Les larmes font encore l'expreſſion de la grande joie, de l'Amour, de la langueur & de la triſteſſe. Voyez ce que nous en avons dit au Chapitre des ſécrétions.

L'agitation & la fatigue cauſées par la paſſion, font bien plus dangereuſes que celles qui viennent de l'exercice, même le plus violent. Le repos qui tranquilliſe le corps affaiſſé par l'exercice, ne fait ſouvent qu'augmenter les funeſtes effets des paſſions. Ce qui épuiſe les perſonnes agitées de paſſions véhémentes, c'eſt qu'elles tranſpirent beaucoup plus qu'elles ne le feroient dans le plus violent exercice. Voilà pourquoi les perſonnes nées avec de fortes paſſions, telles que la colère, la fureur, &c. ne font pas propres à ſoutenir de longues fatigues : leur vivacité les mine ; & elles fuccomberoient bientôt , parce que , felon *Sanctorius* , l'excès de la tranfpiration n'eft pas moins dangereux que fon défaut , & qu'il eft bien plus difficile de la rétablir dans fon état louable , quand fon excès eft caufé par quelque paffion , que lorfqu'il vient feulement de l'exercice.

Après cette légère efquiffe des fuites fâcheufes des paffions violentes , il eft aifé de comprendre combien il eft effentiel, pour la fanté , d'en arrêter de bonne heure la fougue.

Je fais qu'il eft difficile de prévenir ces excès fubits de joie & de triftefle , qui dérangent dans l'inftant les organes , fufpendent les opérations vitales & caufent la mort : cependant, en s'accoutumant infenfiblement à regarder avec une forte d'indifférence les événemens de la vie , on fe trouvera beaucoup moins vivement frappé , lorfqu'il en arrivera d'extraordinaires & d'inattendus.

C'eſt encore là le moyen le plus ſûr pour diminuer peu à peu la trop grande vivacité avec laquelle on ſe laiſſe aller au premier mouvement des paſſions, dont la morale elle-même ne nous fait pas un crime, parce qu'il eſt, pour ainſi dire, en nous ſans nous.

S'il ne dépend pas de nous d'avoir un cœur ſenſible & voluptueux, nous pouvons du moins ne pas nourrir ſes paſſions : ceux qui ſont nés avec un tempérament porté à la volupté, doivent éviter de prendre des alimens trop échauffans & en trop grande quantité, & des liqueurs qui, en dérangeant la raiſon, augmentent l'empire des paſſions : qu'ils aient ſoin ſur-tout de ne pas reſter au lit trop long-temps ; qu'ils ſe lévent auſſi-tôt qu'ils ſeront réveillés, & qu'ils fuient les converſations trop libres, les peintures trop nues & les livres trop voluptueux. Qu'ils s'occupent au contraire continuellement, & qu'ils faſſent beaucoup d'exercice : ſi la bonne chair eſt la nourrice de la volupté, l'oiſiveté en eſt la mère.

Dans la triſteſſe, comme dans la plûpart des paſſions qui en tirent leur origine, il faut garder un régime doux & délayant. On doit ſpécialement prendre garde de charger l'eſtomac d'alimens difficiles à digérer. Il faut boire beaucoup, afin de diviſer le ſang & les humeurs diſpoſés à ſe coaguler. La boiſſon ſera du vin blanc trempé. L'uſage du petit lait, le matin, peut faire beaucoup de bien.

Dans la triſteſſe, il eſt néceſſaire de faire beaucoup d'exercice : la promenade, le cheval, le jardinage, &c. ſont très-ſalutaires. Pour diſſiper les idées ſombres qui nourriſſent la mélancolie, & qui la font enfin dégénérer en miſantropie, en abattement &

en confomption, il n'y a pas de moyen plus fûr que de s'occuper continuelle-ment : une bonne fociété, des amis aimables, des plaifirs honnêtes, les jeux de fociété, les fpectacles & les lectures agréables contribuent auffi beaucoup à chaffer les humeurs noi-res, pourvu cependant qu'elles n'aient pas fait trop de progrès ; car alors la guérifon eft une efpéce de miracle. On fe reffouvient encore préfentement des derniers jours de *Thomaffin*, cet Acteur célèbre, l'Antidote de la trifteffe. Dans un abattement qu'il n'avoit pas cherché d'abord à vaincre, & dont il n'étoit plus le maître, il en-voya chercher un Médecin qui ne le connoiffoit pas : *ce n'eft rien*, lui dit l'Efculape, après avoir entendu la defcription de la maladie ; *prenez de l'exercice, & vous vous porterez bien.... J'en ai fait; mais en vain.... Eh ! bien, divertiffez-vous ; vous êtes auprès des Ita-*

liens ; allez-y souvent : *Arlequin vous
fera rire , & vous serez guéri.... J'y vais
tous les jours.... Cela n'est pas possible....
Oh ! Parbleu , Monsieur , c'est plus que
possible ; car je suis ce Thomassin qui
amuse tout Paris , en périssant d'ennui.*
A ce propos , le Médecin étonné
désespéra de son malade , qui réellement mourut quelques temps après
d'une espéce de consomption.

Il est étonnant combien les con-
versations de table influent sur la santé , comme sur les mœurs. Les Lacé-
démoniens ne s'entretenoient , dans
leurs repas en commun , que des belles actions de leurs Ancêtres ; aucun
Peuple eut-il jamais plus de courage
& de grandeur d'ame ? Les Sybarites
se livroient , dans leurs festins , aux
propos les plus dissolus ; fut-il jamais
une Nation plus voluptueuse & plus
efféminée ? Les Espagnols, les Hol-
landois, les Turcs & tous les Peu-

ples qui , ſoit par étiquette , ſoit par défaut de connoiſſances , mangent ſeuls , ou ignorent l'art d'égayer la converſation dans leurs repas de cérémonie , ſont triſtes. La joie animée par les ſaillies de l'eſprit , ſoutenue par l'aimable liberté , & réglée par la décence , eſt un baume délicieux , qui , au milieu des mets les plus ſimples , fait circuler en nous la ſanté.

Le chagrin & la mélancolie troublent la digeſtion. Pour bien digérer il faut avoir l'eſprit gai & tranquille. L'ennui & la gêne ne préſident que trop ſouvent aux feſtins de parade ; la liberté & la gaieté ſont préférables à tout appareil de cérémonie. A table, la converſation doit être légère , gaie & badine ; point de récits ennuyeux ; point d'hiſtoires tragiques : combien ne trouve-t-on pas cependant dans le monde de ces ſots perſonnages , qui n'ont à vous entretenir , même à table , que d'avantures fâcheufes, de malheurs, de maladies dégoûtantes & de morts effrayantes ? Fuyez-les ; ils feroient capables d'infpirer la trifteffe aux enfans même de la joie.

Evitez encore à table ces differtations politiques & dogmatiques, où l'on déraifonne triftement fur l'Etat & fur la Religion, & où l'on réforme tout, excepté fa propre conduite : ces matières font trop refpectables pour être difcutées au milieu de l'aimable folie, l'ame des repas, & trop férieufe pour égayer des convives que la joie raffemble, & qu'elle doit feule animer. Pour peu même que l'on ne faffe pas finir promptement ces fortes de converfations, l'efprit de nouveauté, de fingularité, ou de parti s'empare bientôt des affiftans, & le démon de la difpute ne tarde pas à fouffler les farcafmes, & fouvent la haine fur des gens que le plaifir ve-

noit de réunir, & que la discorde &
la fureur vont peut-être séparer pour
toujours.

Les personnes sujettes à l'impatience, à la colère, à la fureur, & à toutes les passions violentes, doivent observer un régime rafraîchissant & doux: les
alimens les plus légers sont pour elles
les plus salutaires. L'eau pure, ou tout
au plus rougie avec un peu de vin
vieux, doit être leur boisson ; toute
autre liqueur seroit de l'huile jettée
sur le feu. Elles doivent s'interdire
tout ce qui peut enflammer le sang,
comme les exercices violens, les veilles, l'excès dans l'étude, & la trop
grande application. Avec beaucoup
d'attention sur elles-mêmes, elles s'ac-
coutumeront insensiblement à résister
à leurs emportemens, & à se modérer
en tout.

La fureur du jeu a pour principes
l'amour-propre, l'intérêt & la co-

lère : de-là, qu'on juge combien il eſt difficile de la modérer. Je ſuis perſuadé qu'il eſt plus aiſé pour certaines perſonnes de ne jamais jouer, que de jouer ſans paſſion. Auſſi la fuite totale du jeu eſt-elle le ſeul vrai reméde contre une paſſion, qui dérange toujours la tranquillité de l'ame, la ſanté, & qui ſouvent a des ſuites fâcheuſes pour la fortune, la vie & l'honneur.

La peur eſt encore une de ces paſſions qui ne dépendent pas abſolument de nous ; mais que nous pouvons pourtant diminuer inſenſiblement, en ſecouant certains préjugés populaires, & en réfléchiſſant de temps en temps, & de ſens froid, ſur certains objets qui nous épouvantent lorſqu'ils nous frappent ſubitement. Il eſt très-dangereux de faire peur aux enfans, même dans l'intention de les rendre ſages. Les loups, les voleurs, les revenans, les ſorciers & le diable ſont de très-mauvais moyens pour appaiſer un enfant qui pleure. Outre les effets cruels qui peuvent en réſulter, on lui rend par-là l'eſprit faux & foible ; deux grands vices.

L'ambition & l'avarice demandent trop de ſoins & d'inquiétudes, pour ne pas influer ſur la tranquillité de l'ame & ſur la ſanté. Les eſpérances flatteuſes de la première de ces paſſions valent-elles les peines & les dangers auxquels elle expoſe ? Les fruits de l'autre peuvent-ils entrer en compenſation avec la baſſeſſe & l'infamie, dont elle couvre ſes favoris ? L'homme ſage, au ſein de l'abondance & des honneurs, eſt moins occupé à monter plus haut, ou à amaſſer davantage, qu'à jouir & à faire des heureux. Plaçant ſon bonheur dans la ſérénité & dans la gaieté, filles d'une ame pure, il le trouve, & il eſt en effet digne d'en goûter long-temps les douceurs.

Il est bon de remarquer qu'il ne faut jamais se mettre à table ni au lit, lorsqu'on est affecté de quelque passion violente ; on digéreroit mal, & le sommeil ne seroit ni salutaire ni tranquille. Il vaut beaucoup mieux laisser appaiser les sens agités.

Enfin, le principal reméde contre les excès des passions, c'est de travailler de bonne heure à les contenir dans de justes bornes : pour peu qu'on ne s'oppose pas à leurs progrès, elles deviennent bientôt des tyrans indomptables qui déchirent le cœur, qui détruisent la santé, & qui font périr misérablement leurs victimes. Une fois parvenues à un certain dégré, elles n'écoutent plus la voix ni de la raison, ni de la Religion même : la mort seule la plus affreuse en est le terme ; quel reméde !

Quelque sévère au reste que paroisse cette morale, qu'on ne s'y trompe pas ;

je n'ai condamné que l'excès & l'abus des paſſions : prétendre les détruire ; c'eſt demander l'impoſſible ; c'eſt vouloir anéantir l'homme. Leur germe entre eſſentiellement dans notre conſtitution : ſans paſſions , je ne vois dans l'homme qu'un automate; diſons mieux, une ſtatue.

Les paſſions retenues dans une juſte modération ſont la ſource des vertus : la vertu elle-même , placée entre deux paſſions contraires , n'eſt autre choſe qu'un ſentiment , c'eſt-à-dire une eſpéce de paſſion , qui nous porte à la recherche du bien. Dans le chemin de la ſageſſe , l'indolence nous arrête , la pétulance nous égare ; la ſeule activité nous fait avancer. Sans cette activité, ſans cette émulation , je ne connois point de vertu : c'eſt elle qui fait le bon Prince , le ſujet fidèle , le citoyen zèlé , le père tendre , le fils reſpectueux , & le Chrétien éclairé & ſou mis : fans ce principe tout languit dans l'Etat, dans les familles, dans l'Eglife. Il faut de l'ambition (bien réglée) pour être vertueux, comme pour être brave & favant.

Les paffions modérées, telles que la joie, l'efpérance, la gaieté, la vivacité & l'Amour (quand il eft fans excès) font falutaires à la fanté : elles accélèrent la circulation des humeurs, donnent de la vigueur aux nerfs, augmentent la tranfpiration, & facilitent la digeftion. Quelle folie de vouloir les détruire !

En général, les femmes ont les paffions plus vives que les hommes : les préjugés & l'éducation en modèrent ordinairement la fougue; mais jufqu'où celles qui ont fecoué le joug de la décence, ne pouffent-elles pas le libertinage ? Paris n'a-t-il pas fes *Meffalines* & fes *Laïs* ?

Il y a long-temps qu'on difpute

sur cette question ; lequel est le plus avantageux d'avoir un cœur sensible ou indifférent. L'indifférence nous rend incapable de goûter les douceurs de l'Amitié & de la tendresse, & de répondre à leurs soins empressés : froids sur nos propres intérêts, comment épouserions-nous ceux des autres ? L'ame & les sens d'un homme indifférent restent dans une tranquillité, dans laquelle bien des gens imaginent & placent le bonheur. La sensibilité au contraire nous rend susceptibles des moindres impressions ; tout nous affecte avec vivacité. Nous n'avons pas assez de nos maux pour nous tourmenter ; nous partageons encore les peines de ceux qui nous sont attachés par les liens du sang & de l'Amitié. Notre ame presque toujours hors d'elle-même, & nos sens échauffés nous mettent dans une agitation continuelle, que bien des gens regardent comme un vrai malheur.

Retournons le portrait.

L'homme infenfible ne connoît point de plaifirs : les délices de l'Amitié & de l'Amour n'ont rien d'affez voluptueux ni d'affez piquant pour le toucher : femblable à un automate, à peine a-t-il des befoins & des fenfations. L'homme fenfible fe fait au contraire des plaifirs d'un rien : tout l'amufe ; tout l'occupe : le fang & l'amitié font pour lui des liens facrés & précieux : quelle volupté pour lui de partager le bien qui arrive à ceux qu'il aime ? Quelle jouiffance ! … Le feul homme fenfible connoît donc la vie & en jouit, tandis que l'infenfible végéte au milieu des ombres d'une mort anticipée. La queftion n'eft-elle pas décidée ?

Jouir des avantages & des plaifirs de la vie, fans fe mettre trop en peine de les rechercher, régler, fuivant la Raifon, les mouvemens de la Nature ,

facrifier les faveurs de l'ambition & de
la fortune aux délices de la liberté,
& ne facrifier fa liberté qu'à la pure
Amitié; voilà le bonheur de l'homme.

CHAPITRE X.

*Des dangers auxquels on s'expose quand
on fait des remédes sans néceſſité.*

JAMAIS il ne fut un être plus in-
conféquent & plus bizarre que l'homme : eſt-il malade ? il refuſe les remédes qu'on lui préſente : eſt-il en ſanté ?
il ſe fait un plaiſir d'en prendre de toutes les eſpéces. Quel contraſte ! On a
beau lui repréſenter que c'eſt s'expoſer à devenir réellement malade , que
de prendre indiſtinctement, & ſans néceſſité , toutes ſortes de drogues ; il
n'écoute ni la raiſon ni l'expérience :
ſouvent même les remédes des Charlatans ſont ceux dont il fait uſage
avec plus d'avidité , ſans faire réfléxion
que cet Empirique à qui *il confie ſa
tête*, eſt peut-être *le Cordonnier* de
la Fable , *à qui on refuſoit peu auparavant ſes pieds à chauſſer.*

En général, il est toujours imprudent, quand on se porte bien, de
faire les moindres remédes. Combien
de gens ont péri & périssent encore
tous les jours prématurément, pour
s'être fait purger ou saigner par précaution?

Je voudrois savoir quel peut être
le motif des personnes qui prennent
des remédes sans nécessité, & pour
ainsi dire, par partie de plaisir. Est-ce
par mode ? Elle est ridicule. Est-ce
par habitude ? Elle est dangereuse. Est-
ce dans l'intention de prévenir les maladies ? Mais n'y a-t-il pas des moyens
plus doux, plus sages & plus efficaces,
tels que la diète, l'exercice, &c?

En vérité, ne seroit-ce pas une folie, quand on a l'estomac rempli d'a-
limens, de manger & de boire, pour
la faim & pour la soif futures ? En est-
ce donc une moins grande & moins
pernicieuse, quand on se porte bien,

de se faire médicamenter, pour éviter des maladies qui n'existent pas ? *Fuyez les Médecins & les remédes*, disoit le célèbre *Hoffman*, à ces insensés, *si vous avez à cœur votre santé*. Le Père & le Prince de la Médecine, *Hippocrate* lui-même ne cessoit de répéter (Sect. II, Aphor. 36 & 37), que *les gens qui, en santé, prennent des remédes, se rendent malades*. Ces aveugles volontaires ne connoîtront-ils donc le prix inestimable de la santé, que lorsqu'ils l'auront perdue par leur faute ?

Je suis bien persuadé que nous n'aurions pas besoin, pour réparer les dérangemens que nous pourrions éprouver dans notre santé, de cette quantité prodigieuse de remédes, que la Nature & l'Art s'empressent à étaler, si nous vivions avec plus de frugalité & de modération. Ne faisons usage que d'alimens simples, simplement apprêtés , analogues à notre conſtitution , & nous n'aurons rien à craindre des fauſſes digeſtions & de leurs ſuites funeſtes.

Nous n'avions déja que trop d'alimens échauffans & mal-ſains, & des aſſaiſonnemens trop relevés, lorſqu'un hémiſphère nouvellement découvert nous offrit , dans ſes aromates & ſes épices, de quoi flatter le goût, irriter l'appétit, & ranimer la gourmandiſe. Quelle conquête aux yeux du Philoſophe, que celle du Nouveau Monde ! En nous comblant de ſes vaines richeſſes, telles que l'or & les pierreries, il nous fit perdre le goût des véritables, l'agriculture, le travail , la frugalité , & répandit en Europe la pauvreté , ſous les apparences du luxe & de l'opulence. Si nous lui devons quelques ſpécifiques inconnus à nos pères, comme le quinquina, l'ipécacuanha, la ſalſepareille,

l'eſquine ,

l'efquine , le gayac , &c. de combien de maladies cruelles , ignorées de nos Ancêtres, n'avons-nous pas acheté ces foibles bienfaits ! En réfléchiffant fur la conquête de l'Amérique & de fes vaftes Ifles , on eft obligé d'avouer que ces Sauvages , fi cruellement perfécutés par les Européens , pour leur enlever des richeffes qu'ils ne connoiffoient point , ou qu'ils méprifoient , n'aient été bien vengés. Leur or n'a , pour ainfi dire , fervi qu'à former une nouvelle boîte , mille fois plus funefte pour notre Royaume & pour plufieurs de nos voifins , que celle que la Fable imagina entre les mains de la trop féduifante *Pandore*. Après l'ouverture de cette dernière , où eft refté l'efpérance ?

Ce n'eft pas dans une terre étrangère que les véritables richeffes , les alimens les plus fains & les remédes les plus efficaces font cachés ; c'eft

R

dans notre Pays : foyons laborieux, cultivateurs , modérés , & nous n'aurons guère befoin des productions des régions éloignées , fouvent contraires à notre tempérament.

La Nature ; difons-mieux, la Providence , dont les voies font infiniment au-deffus de nos raifonnemens & de nos vaines précautions , fe plaît à enrichir chaque climat & chaque contrée d'alimens analogues aux conftitutions des Peuples qui les habitent, & de remédes proportionnés aux dérangemens qu'ils peuvent éprouver dans leur fanté. De-là cette variété admirable dans les plantes : de-là ces fruits rafraîchiffans fi communs dans les pays chauds : de-là ces fimples fi abondans en certains cantons , & capables de remédier aux maladies qui y font les plus fréquentes. Pourquoi ne confultons-nous pas cette mère tendre, qui ouvre fi amoureufement fon fein à l'homme frugal & laborieux ? La brute , conduite par le principe qui la dirige uniquement pour sa conservation, nous donne tous les jours des leçons capables de faire rougir la fausse délicatesse & la gourmandise , si les vices savoient rougir. Chaque espèce d'animaux connoît les alimens qui lui font propres , & n'en prend point audelà du besoin. Plus heureuses que l'homme , les bêtes ne se trompent pas dans le choix des plantes , dont elles tirent des secours efficaces contre les dérangemens qu'elles éprouvent. Un chien incommodé , mis en liberté dans un jardin ou dans la campagne , court se jetter sur les feuilles du chiendent ; ainsi des autres animaux.

J'ai remarqué même, qu'il n'y a guère que les animaux domestiques qui soient sujets aux maladies , surtout à celles qui sont le fruit de l'intempérance : ceux qui vivent en li berté dans les plaines, les forêts & les airs, sont sains, vigoureux, & ne connoissent d'autre incommodité que la fin de leur vieillesse. La science de guérir les chevaux fait la partie la plus considérable de l'art du Maréchal. Les chevaux arabes, avant qu'ils soient domptés, & les chevaux sauvages ont-ils besoin de Maréchaux & de Pharmacie ? En privant les animaux de leur plus bel apanage, la liberté, nous leur communiquons notre paresse & notre gourmandise, avec leurs suites ; quelle récompense pour les services & les agrémens qu'ils nous procurent ! Il semble que l'homme souffle le désordre & la corruption sur tout ce qui l'environne.

La délicatesse & le rafinement dans les repas ont toujours été les sources de la plûpart des maladies qui ont affligé l'humanité. Comparons les Romains avec les Romains, si les der-

niers ofent foutenir ce nom & célèbre & refpectable ; quelle frugalité,
quelle fimplicité, & en même-temps
quelle force de corps, quelle grandeur d'ame dans les premiers Ré-publi-
cains ! Il n'y eut cependant à Rome, comme nous l'avons déja remarqué, aucun Médecin pendant les cinq
premiers fiécles de fa fondation, parce qu'on ne connoît point de maladies quand on vit avec modération.
D'un autre côté, quelle recherche &
quelle prodigalité dans les derniers !
Que de maux phyfiques & moraux
entrèrent dans Rome, avec les Dieux
& les richeffes de l'Afie ! *Tacite, Plu-
tarque, Appien, Velleius Paterculus,
Pline, Sénéque, Horace & Juvenal* nous
apprennent avec quelle avidité ces
fiers vainqueurs, en adoptant & dans
leurs mœurs & fur leur table la molleffe & le rafinement des vaincus, vices qui affoibliffent néceffairement &

R iij

le courage & le tempérament, se préparèrent à eux-mêmes des chaînes dans leur propre Patrie. Ce n'étoit pas dans ces malheureux temps de discorde & de factions, la bonté des mets qui flattoit ; c'étoit leur rareté & leur cherté qui y mettoit le prix : qu'ils fussent sains ou non ; pourvu qu'ils fussent nouveaux, en réputation & sur-tout étrangers, .ils étoient *exquis*, *délicieux*, *divins*. L'opulence & la délicatesse étonnantes de la table de *Lucullus* * suffisent seules pour nous donner

* Lucullus (Lucius Licinius), Général Romain, fut célèbre par son éloquence, ses victoires & ses richesses. Il étoit d'une famille Consulaire. Après avoir gouverné l'Afrique, en qualité de Préteur, il devint Consul, & vainquit *Mithridate*, Roi de Pont, & son Gendre *Tigrane*, Roi d'Arménie, l'an 72 avant J. C. De retour à Rome, il eut le triomphe le plus pompeux, & vécut avec un luxe & une magnificence qui n'avoit pas encore eu d'exemple à Rome, & qui effaçoit la splendeur des Rois de Perse. La dépense de sa table étoit fixée suivant la salle où il donnoit à manger : dans celle d'Apollon, qui étoit la plus magnifi-

une idée de la révolution fubite dans les mœurs de ce Peuple, qui vit dif-paroître & fa gloire & fon vafte Em-pire avec la fimplicité de fes Fonda-teurs.

Ne reprochons point au refte aux Romains modernes leur foibleffe & leur aviliffement. La conquête du nou-veau Monde n'a t-elle pas été, pour une partie de l'Europe, & en parti-culier pour la France, ce que celle de l'Afie avoit été pour Rome ? N'avons-nous pas nos *Lucullus*, nos *Craffus*, *

que, elle montoit à environ quarante mille livres de notre monnoie. C'eft lui qui fervit fur fa ta-ble le premier des cerifes en Europe, en ayant apporté des greffes du Pont. Nous ignorons peut-être le nom de celui qui a apporté le premier des ananas en France ; mais nous favons qui font ceux qui mangent les plus beaux, & ce n'eft fans doute ni le Prince, ni des gens fortis de familles Confulaires, c'eft-à-dire diftinguées.

* Craffus (M. Licinius), Conful Romain & Trium-vir, fut fameux par fon avarice, fes richef-fes & fes malheurs. Il commença par faire com-merce d'efclaves, pour s'enrichir. Depuis il acquit

nos *Verrès*, * dont les tables raf-

de fi grands biens , qu'il fit un feftin public au Peuple Romain , à la fin duquel il fit diftribuer à chaque Citoyen autant de bled qu'il en pouvoit confommer en trois mois. Il mérita l'honneur du petit triomphe , pour avoir défait, 71 ans avant J. C. les Efclaves conduits par *Spartacus*. Il fut enfuite Préteur, Conful avec Pompée , & Trium-vir avec Céfar & Pompée : s'étant lié affez étroitement avec Céfar, il paffa en Syrie , pilla le Temple de Jérufalem , & emporta , malgré les promeffes qu'il avoit faites au Souverain Sacrificateur *Eléazar* , & l'abandon de la fameufe poutre d'or maffif , pefant environ fept cens cinquante livres , tous les vafes facrés & les ornemens les plus précieux. Au milieu de ces richeffes immenfes , fon avarice n'étant pas raffafiée , il déclara la guerre aux Parthes ; mais fon armée ayant été défaite , il fut tué près de Sinnaca , ville de Méfopotamie , l'an 701 de la fondation de Rome , & 53 ans avant J. C. Sa tête fut portée à *Orodès* , Roi des Parthes , qui fit couler dans fa bouche de l'or fondu , afin , dit-il , *qu'elle fut brûlée par le même métal dont le défir lui avoit fait commettre tant d'injuftices.* Telle étoit la vengeance que les Méxiquains & les Péruviens tiroient des Efpagnols, au feizième fiécle : ils étendoient fur une table tous ceux qu'ils pouvoient attraper , & leur couloient dans la bouche de l'or fondu , en leur difant ; *raffafiez-vous de cet or que vous êtes venu nous ravir.*

 * Verrès (C. Licinius), après avoir exercé

semblent en même - temps tout ce que les faisons & les climats étrangers ont de plus délicat & de plus rare, au point même d'effacer la magnificence Royale ?... Ne voyons-nous pas de simples Particuliers ... Mais ne pouffons pas plus loin ce parallèle.

Que l'Antiquité vante tant qu'elle voudra la volupté & le rafinement de fes Peuples les plus opulens, ou qu'elle

la charge de Préteur en Sicile, avec toutes fortes d'injuftices & de violences, fut accufé de concuffion par les Siciliens, l'an de Rome 682, & 32 avant J. C. Ce fut dans cette occafion que *Cicéron* prononça contre lui ces harangues célèbres, connues fous le nom de *Verrines*. Il s'exila lui-même, fans attendre fa condamnation, & conferva de grandes richeffes, malgré tout ce qu'il avoit dépenfé en préfens & en magnificence fur fa table, pour gagner les perfonnes qu'il vouloit mettre dans fes intérêts. *Cicéron* faifant allufion à fon nom, lui reprochoit d'avoir balayé la Sicile. A combien de gens ce reproche ne conviendroit-il pas de nos jours ? Combien de ces balais de nos Provinces & de nos armées, n'étalent pas, fous nos yeux avec fafte & indécence, les fruits de leurs exactions & de leurs fripponeries ?

R v

gémiſſe ſur leur fauſſe délicateſſe , jamais il n'y eut plus de recherches dans
les alimens que dans ce ſiécle ; jamais
il n'y eut plus d'étude dans leurs aſſaiſonnemens ; jamais il n'y eut plus de
découvertes dans la compoſition des
liqueurs. La délicateſſe & la gourmandiſe épuiſent tous les Arts , & mettent
à contribution les Provinces & les
Pays étrangers pour ſe ſatisfaire. A
préſent nos pères reconnoîtroient-ils
les mets les plus ſimples , chargés comme ils ſont , d'épices , d'aromates,
& maſqués par des coulis , des extraits
& des eſſences de jambon , &c ? Cependant ces bons Gaulois , dont nous
nous faiſons encore gloire de deſcen-
dre , vécurent ſains & robuſtes dans le
ſein de la frugalité. On ſait que la Médecine n'a été introduite en France
que long-temps après la troiſième race
de nos Rois , vers l'an 1150 , ſous
Louis VII.

Auſſi, pour vaincre l'opiniâtreté des
maladies qui accab'ent les victimes de
la bonne chère, la Médecine a-t-elle
été obligée de s'armer des remédes
les plus violens. Eſt-il étonnant en effet que les maladies ſoient à préſent
auſſi difficiles à guérir ? Les alimens
dont on fait communément uſage ſur
les bonnes tables, & les aſſaiſonnemens
dont on les accompagne, ſur-tout ceux
qui nous viennent des Pays chauds,
ſont trop chargés de ſels âcres, d'eſprits volatils & d'huiles malfaiſantes,
pour ne pas enflammer les humeurs &
deſſécher les ſolides : il eſt donc néceſſaire d'employer les drogues étrangères, les préparations chymiques,
les minéraux, les métaux, le fer &
le feu, c'eſt-à-dire des médicamens
ſouvent auſſi cruels & auſſi dangereux que les maladies mêmes, pour
réparer de pareils ravages : on ne s'op-
poſe ordinairement avec efficacité à

R vj

l'effet d'un poison, que par un poison plus fort.

Ce tableau effraye sans doute ; mais ne faisons usage que d'alimens sains, analogues à notre tempérament, accommodés tout naturellement, & nous n'aurons besoin, pour rétablir l'harmonie dans notre machine, si quelque cause étrangère vient la déranger, que de remédes doux, tirés des simples communs dans les Pays que nous habitons. Que dis-je ? En vivant avec modération & frugalité, il sera bien rare que nous soyons dans le cas d'avoir recours à la Médecine : est-il raisonnable de s'accoutumer à faire usage de remédes, quand on jouit d'une bonne santé ? C'est cependant là une folie trop ordinaire de nos jours, pour ne pas la combattre.

Mais d'où vient, encore une fois, ce goût dépravé pour les remédes, quand on n'en a pas besoin ? En voi-

ci, fi je ne me trompe, les trois caufes : on s'imagine être malade, on en
joue le rôle, ou l'on craint de le devenir.

1°. De toutes les maladies, celles
de l'imagination font, fans contredit,
les plus difficiles à extirper. Les remédes agiffent bien fur la matière ; mais
que peuvent-ils fur l'efprit ? Dans le
cas d'une imagination frappée, que
je plains le malade & le Médecin !
S'il y a quelque fecours à efpérer,
c'eft fans doute des principes & des
moyens que nous avons enfeignés
dans le Chapitre précédent, qu'on
doit les attendre ; auffi y renvoyons-
nous le Lecteur.

2°. Les maladies de fantaifies & de
modes font moins des maladies, que
des vices de l'efprit & le comble du
ridicule. Ces incommodités, dont on
ne peut rendre compte, ces maux
dont on feroit bien embarraffé d'affi-

gner le siége, ces vapeurs si commodes & si communes de nos jours forment cependant une espèce d'état pour
les femmes d'un certain ton : c'est
assez ordinairement celui qui remplit le
vuide qui se trouve entre la dissipation
de la coquetterie , & la réforme de la
dévotion ; souvent même il s'allie admirablement bien avec tous les autres
états , & sert quelquefois à voiler des
caprices , & même des intrigues dont
on auroit à rougir. Quelle ressource
qu'une maladie à volonté pour une
jolie femme coquette, fantasque, ga-
lante , volage ou dévote ! C'est même
une sorte d'occupation & d'amusement
pour une femme sans prétention : on a
son Médecin ordinaire , ses remédes
favoris ; on se plaint des maux qu'on
a souffert ; on parle de ceux qu'on attend ; c'est toujours un passe-temps
pour une personne qui ne pense à rien
& qui n'a rien à faire. Ce n'est pas au

reste sur certaines femmes que s'étend seulement ce ridicule : combien les *Agréables* de nos jours ne méritent-ils pas de le partager ?

Mais ce ridicule , seul reméde contre une pareille contagion , suffira-t-il pour les corriger ? Faudra-t-il leur repréfenter que l'habitude de fe médicamenter fans nécessité détruit infenfiblement le tempérament , & produit infailliblement de véritables maladies , fouvent fort difficiles à guérir ? En vérité méritent-ils qu'on leur parle raifon ?

3°. La manie la plus générale , eft celle des gens qui font toutes fortes de remédes dans l'appréhenfion de devenir malades. Il n'eft pas auffi aifé qu'on fe l'imagineroit , de leur faire changer de conduite, parce qu'ils s'autorifent fur une fauffe prudence , & fur un ufage trop commun de nos jours.

Avant d'entrer dans quelque dé-

tail fur cette matière , il eft néceffaire de favoir en général , que , hors
le cas de néceffité , les remédes dérangent l'économie animale , mettent
les humeurs en mouvement , les font
paffer dans le fang , ainfi que la bile ,
affoibliffent l'eftomac , troublent la
circulation & la tranfpiration , & al-
tèrent le tempérament.

De la faignée de précaution.

La faignée eft le reméde le plus en
ufage , même chez les perfonnes qui
ne font pas malades. On fe fent la
tête pefante , les membres engourdis ,
& une efpéce d'inquiétude dans tout
le corps ; vîte il faut fe faire faigner :
on a trop de fang , dit-on , & il n'y
a que ce moyen pour débarraffer les
vaiffeaux , & rétablir la circulation
ralentie. Voyons fi ce raifonnement
& cette conduite font auffi fûrs qu'on
fe le perfuade.

On se fait saigner parce qu'on croit avoir trop de sang, ou que le sang trop épais ne coule pas facilement dans les vaisseaux. J'avoue volontiers que si l'embarras qui retarde la circulation , venoit seulement de la plénitude des gros vaisseaux , l'effet de la saignée seroit aussi prompt que salutaire ; mais ces vaisseaux ne sont ordinairement trop remplis , que parce que les extrémités des fibres capillaires des artères & des veines se trouvent bouchées par les parties grossières d'un sang chargé d'humeurs visqueuses ; or en les vuidant par la saignée , on ne lève pas l'obstacle : bien plus , si le sang qui reste dans les gros vaisseaux, après la saignée , n'a pas assez de force pour rompre ces empêchemens , au lieu de remédier à la cause de l'inquiétude , on l'augmente sensiblement.

Ce malaise qu'on éprouve quelquefois , vient communément moins de la furabondance du fang que de fes mauvaifes qualités, c'eft-à-dire d'un fang rempli d'humeurs vifqueufes ; effet néceffaire des mauvaifes digeftions, de la pareffe & du défaut d'exercice ; mais on ne corrige pas ce vice du fang par la faignée, parce qu'il eft démontré, par les régles de l'hydraulique, que, quand on tire d'un vaiffeau une liqueur compofée de parties groffières & de fubtiles, ce font les plus fubtiles qui fortent les premières & en plus grande quantité : ce ne fera donc pas la partie la plus vifqueufe du fang qui fortira par la faignée, mais la plus raréfiée & la plus fubtile. Cette vérité prendra encore un nouveau dégré de lumière, fi l'on fait réfléxion que, dans le cas propofé, les parties les plus groffières du fang font aux extrémités des fibres des artères & des veines, d'où elles ne peuvent revenir pendant le peu de temps que la veine eſt ouverte , pour ſortir & lever les obſtacles qui s'op-poſent à la circulation : la ſaignée ne fera donc que diminuer les parties les plus ſubtiles du ſang , parties dont la ténuité , la fluidité & le reſſort au-roient été néceſſaires pour diſſoudre les autres parties viſqueuſes , & les faire continuer les voies de la circu-lation.

Qu'arrive-t-il enſuite ? Ce vuide , occaſionné par la ſaignée , eſt bien-tôt rempli par les humeurs groſſières , & par le chyle mal élaboré, dont l'eſ-tomac eſt chargé; enſorte qu'en peu de temps, d'une ſimple plénitude , facile à diſſiper par les moyens que nous allons enſeigner , on eſt ſurpris de voir ſe former une maladie putride & ſouvent mortelle.

L'inquiétude qui vous allarme eſt occaſionnée , ou parce que vous avez mangé trop & mal digéré , ou parce

que vous ne prenez pas aſſez d'exercice : changez de régime, & en peu
de jours vous verrez diſparoître l'objet de vos craintes.

Mangez moins, & vous diminue-
rez inſenſiblement la maſſe du ſang ;
au lieu que la ſaignée agiſſant ſubitement, cauſe une révolution ſoudaine,
ſouvent capable de produire des ſuites
fàcheuſes pour la machine.

Buvez plus d'eau que de vin, &,
par ce moyen facile, vous laverez
votre ſang, vous le diviſerez & vous
lui rendrez ſa fluidité naturelle.

Un exercice convenable ne contri-
buerà pas peu à accélérer le mouvement des liquides, mouvement propre à pouſſer hors du corps, par la
tranſpiration, les parties viſqueuſes
du ſang qui obſtruoient les vöies de
la circulation. On peut auſſi ſe procurer une partie des bienfaits de l'exercice, par les frictions ſéches avec

de la flanelle, faites devant le feu, comme nous l'avons dit au Chapitre des Sécrétions.

Toute fage que foit cette méthode, fatisfera-t-elle la gourmandife, qui regarde comme autant de temps perdu les jours où elle ne raffafie pas fa voracité ? Il eft bien plus court de fe faire tirer quelques livres de fang, que de fe réduire pour un certain temps au régime & à la diéte.

En général, la faignée faite fans néceffité & fans préparation diminue le principe de la vie, affoiblit le tempérament, trouble la digeftion par la grande perte des efprits qu'elle occafionne, &, par conféquent, peut caufer bien des maux : ceux qui ont coutume de fe faire faigner de temps en temps, foit dans la crainte de quelques accidens, foit par pure habitude, feroient donc beaucoup mieux de fe réduire à un régime exact, que de recourir à un reméde , qui , en diminuant pour un temps le volume du fang , n'en change pas les mauvaifes qualités.

J'avertis cependant ceux qui font depuis long-temps dans cette habitude , de ne pas la quitter brufquement ; ils doivent s'y prendre avec prudence , & éloigner infenfiblement chaque faignée. Ce n'eft certainement qu'avec beaucoup de temps & de fageffe qu'on fait prendre aux humeurs leur cours ordinaire , quand on leur a ouvert un autre chemin.

On ne fauroit croire combien il eft dangereux de fe faire faigner fans s'être préparé par la diéte , fur-tout quand on eft fujet à manger beaucoup. L'eftomac chargé d'alimens fufpend tout à coup fes fonctions au moment de la faignée ; ce qui produit des étouffemens fâcheux , & fouvent des léthargies mortelles. En vérité , il y a bien de la maladreſſe de s'expoſer à mourir par précaution.

Qu'une perſonne ſe trouve mal en ſortant de table ; on court au Médecin & au Chirurgien : on en trouve d'aſſez ignorans , particuliérement dans le dernier genre, pour traiter l'accident de coup de ſang , d'apopléxie, & pour ſaigner en conſéquence d'une déciſion ordinairement hazardée : ce n'eſt cependant ſouvent qu'une indigeſtion. Hélas ! Où eſt le Docteur *Sangrado* * ? Son eau ſeule ſuffiroit, ou tout au plus un peu d'émétique, tandis que la perſonne meurt avec la ſaignée.

J'ai remarqué , en général , qu'il n'y a point de Peuple plus avide de remédes que le François, & plus facile à ſe laiſſer duper par la charlatane-

---

* Médecin qui ne preſcrivoit pour tout reméde que de l'eau. Roman de *Gilblas de Santillane*, par M. *le Sage.*

rie. Sa légéreté naturelle, fource de tous fes défauts, & même de fes ridicules, le fait courir aveuglément après la nouveauté : tout eft mode pour lui, jufqu'aux maladies & aux remédes. De tous les Peuples du monde, par exemple, les Européens font ceux qui faignent le plus, & les François font en Europe ceux chez qui cette opération eft le plus en ufage.

Les Anciens ne faignoient point, ou très-rarement. Les Chinois ne faignent jamais. Sont-ils malades ? ils jeûnent. Les Amériquains feptentrionaux ne connoiffent pas même la faignée. Quand ils fe fentent incommodés, ils vont dans des efpéces d'étuves tranfpirer & fuer abondamment, jufqu'à un certain dégré, & courent enfuite de-là fe plonger dans le Fleuve, quelque temps qu'il faffe,

On affure que c'eft le cheval de rivière, qu'on appelle l'Hippopotame,

qui

qui a enseigné aux hommes la saignée. Quand cet animal a trop de sang, il se frotte contre un roseau pointu, & s'ouvre ainsi la veine : pour la refermer, il se couche & se roule dans la boue. Voilà donc un des premiers Docteurs du genre humain !

Des Médecines de précaution.

Malgré la répugnance naturelle que l'on doit avoir à prendre des préparations médicinales, on voit cependant tous les jours des personnes en santé se purger par précaution. Pour peu qu'elles soupçonnent de la plénitude dans l'estomac, il leur faut un purgatif, sans faire réfléxion aux ravages que les drogues corrosives, acides ou huileuses, qui entrent dans sa composition, vont faire dans ce viscère.

Une médecine est pour l'estomac, même le meilleur, une indigestion forcée, capable de le fatiguer & de

S

l'énerver : prife mal-à-propos & fans préparation , elle peut le déranger pour long-temps , & occafionner plufieurs fauffes digeftions , dont les fuites font fouvent de la dernière conféquence.

Toute médecine fans néceffité dérange l'économie animale , arrête les autres fécrétions , & en particulier la tranfpiration infenfible , la plus forte & la plus effentielle des évacuations. Il faut du temps pour rétablir l'ordre troublé par un reméde imprudemment pris : il arrive même fouvent que les humeurs mifes en mouvement fermentent & produifent des maladies réelles & funeftes.

Il eft bien plus fimple , plus naturel & plus fage , quand on fent fon eftomac chargé d'alimens ou d'humeurs , de fe réduire à la diéte , de ne faire ufage que de nourritures légères & délayantes , de boire de l'eau

& de faire un exercice convenable. Par ce moyen, on attaque dans son principe le germe du mal, au lieu de le développer par les purgatifs.

Prendre une médecine, même par précaution, n'est donc pas une chose indifférente;sans contredit : on a donc toujours très-grand tort de la risquer sans avoir auparavant consulté un Médecin éclairé, qui connoisse le tempérament du sujet ; mais comme c'est ordinairement par fantaisie qu'on se purge, on se donne bien de garde de demander l'avis d'un homme prudent, qui oseroit combattre notre caprice : qu'arrive-t-il ? On prend une médecine sans s'être disposé par une dicte exacte, par des délayans, des rafraîchissans, &c ; & l'on se trouve réellement malade pour avoir voulu éviter de le devenir.

Ce qu'il y a de singulier, c'est que ces mêmes personnes qui prétendent être leur propre Médecin, afin de ne pas consulter des gens éclairés, prennent sans choix & sans examen les drogues des plus vils Charlatans, & toutes les recettes populaires, malgré l'expérience qui dépose tous les jours sur les tombeaux de l'imprudence contre leur efficacité. Chacun vante sa tisane royale, ses pastilles, ses eaux essentielles, ses pilules, ses grains de vie, son sel spécifique, &c ; & tous trouvent des dupes assez imbécilles pour acheter fort cher des remédes toujours incertains & très-souvent pernicieux. On fonde sa croyance sur les effets merveilleux de ces drogues sur des personnes que l'on nomme, & qui contrediroient l'éloge si elles étoient présentes. En supposant même que ces espèces de secrets eussent produit de bons effets sur quelqu'un de connu, on n'en a pas moins tort d'en faire usage, parce qu'il est moralement sûr que l'on n'a pas le même tempérament, & que l'on n'est pas dans les mêmes dispositions que la personne qui s'en est trouvé bien. Les constitutions des hommes font trop différentes les unes des autres, pour qu'il puisse y avoir un reméde général.

Il faut avoir vu de près des Empiriques pour avoir une idée de l'effronterie de cette espèce d'insectes malfaisans. Je fus surpris de rencontrer, il y a quelques années, chez un malade de ma connoissance, un homme à titre de Médecin, que je crus reconnoître : sur les premières questions que je lui fis, il convint que nous avions étudié ensemble. Je le regardai fixément, en levant les épaules ; il comprit ce qui se passoit dans mon ame : il sortit en même-temps que moi, & me demanda si je n'étois pas fort étonné de le voir exercer la Médecine ; *très-fort*, lui répondis-je, &

très-scandalisé. Après qu'il m'eut rapporté en gros, qu'au sortir de ses études, qu'il avoit faites on ne peut pas plus mal, il avoit eu bien de la peine à entrer dans l'état ecclésiastique, & à attraper une Cure des plus modiques ; que son Bénéfice suffisant à peine au nécessaire, il avoit cherché dans un vieux manuscrit d'un de ses oncles, qui avoit été autrefois Charlatan, deux secrets, dont les succès sur quelques-uns de ses paysans l'avoient enhardi à venir chercher fortune dans la Capitale ; que pour en imposer davantage il se donnoit aussi pour expert dans la connoissance des urines ; qu'en six mois de temps il étoit parvenu à amasser une somme assez considérable; qu'enfin la Police l'ayant inquiété, il avoit trouvé un asyle assuré chez M. le Duc de L***, contre ses poursuites, & il me pria de ne point perdre sa réputation : je ne lui en fis pas la promeſſe, parce que je n'aurois pu ni dû la tenir : au contraire , je le démaſquai dans la maiſon où il s'étoit introduit, comme la plus grande bête , & le plus parfait ignorant que je connuſſe. Tout le changement que je trouvai dans ſon eſprit, c'eſt que de très-grand babillard , il étoit devenu au point d'en impoſer par ſon laconiſme. On fut aux informations, & l'on découvrit qu'il avoit fait périr , par ſes deux miſérables remédes , un nombre infini de perſonnes. Les plaintes parvinrent enfin juſqu'au Duc qui l'avoit retiré chez lui, & il fut chaſſé de la Capitale, comme il le méritoit. Juſqu'à quand la Police en ſouffrira - t - elle tant d'autres ?

Les vomitifs ſont aujourd'hui fort de mode. L'Antimoine , condamné *

* Avant le douzième ſiècle , l'Antimoine n'entroit que dans la compoſition du fard Un Moine

autrefois par Arrêt du Parlement, ne
se donnoit, après qu'il eut trouvé
grace auprès des Magistrats, & même jusqu'au commencement de ce siè-
cle, qu'à l'extrémité ; c'est-à-dire,
quand il ne pouvoit plus opérer au-

Allemand, nommé *Basile Valentin*, prépara ce minéral, & en vanta les vertus admirables pour toutes sortes de maladies, dans un ouvrage intitulé
Currus Antimonii triumphalis. Malgré quelques succès qu'eurent ses préparations, on condamna l'u-
sage de l'Antimoine par Arrêt du Parlement, l'an
1566, & *Besnier*, Médecin de la Faculté, en fut
chassé en 1609, pour être contrevenu à cette dé-
fense. Sans doute que les dangereuses préparations
de l'Antimoine & le mauvais usage qu'on en faisoit, donnèrent occasion à cet Arrêt. Cependant ce
vomitif fut reçu par autorité publique en 1637,
& en 1650 on cassa l'Arrêt de 1566. La Faculté
admit l'Antimoine dans son Antidosaire imprimé
en 1637. Enfin le 29 Mars 1668, elle fit donner
un Arrêt du Parlement pour en permettre l'admi-
nistration aux Médecins. On rapporte que le Moine Valentin, s'étant apperçu des qualités purga-
tives de l'Antimoine qu'il préparoit, en mit dans
le manger de ses confrères, qui moururent tous ;
d'où le nom d'Antimoine (contraire aux Moines)
fut donné à ce minéral.

cun effet. A préfent, tout le monde en prend, même en fanté, & fouvent par fa propre ordonnance. Il eft vrai qu'on a trouvé l'art de le rendre prefque auffi doux que l'ipécacuanha.

Il faut convenir que dans le fiècle préfent, où la bonne chère & la pareffe produifent une furabondance d'humeurs & de glaires, qui furchargent l'eftomac, les vomitifs peuvent être très-falutaires dans certains cas, & avec les préparations néceffaires ; mais n'y a-t-il pas de l'imprudence à prendre, fans confeil, & fouvent à contre-temps, une drogue violente, qui irrite l'eftomac, brife la poitrine, ébranle le cerveau ; & par conféquent fi pernicieufe pour certains tempéramens ? La raifon pour laquelle l'Antimoine & tous les vomitifs fatiguent la poitrine, c'eft qu'ils agiffent, fuivant Chirac, Tournefort, &c. plutôt par la contraction des mufcles du diaphragme & de l'abdomen, que par celle des fibres du ventricule.

Que ceux qui ont envie de prendre les eaux & le lait, ne le faſſent pas ſans l'avis d'un Médecin habile & au fait de leur tempérament. Il n'y a point de remédes indifférens, pas même ceux qui paroiſſent les plus ſimples & les plus naturels. Je les avertis encore de ſuivre exactement le régime qu'on leur aura preſcrit, ſoit pour la quantité & la qualité des alimens, ſoit pour les exercices, ſoit pour le ſommeil, &c. Il vaudroit beaucoup mieux ne prendre aucun reméde, que de commettre la moindre imprudence pendant tout le temps qu'on conſacre à ſa ſanté.

Des lavemens pris en ſanté.

Le lavement eſt une eſpèce de reméde contre Nature. *Herodote, Galien & Pline* * nous apprennent que

Liv. 8. chap. 27.

les Egyptiens en ont fait ufage les premiers : ils le tenoient d'un certain oifeau appellé *Ibis*, accoutumé à fe faire des injections pour rendre plus facilement fes excrémens. Des Ecrivains plus modernes en attribuent la découverte aux obfervations faites fur la cigogne.

Les Chinois ne connoiffent l'ufage des lavemens que depuis qu'ils ont eu communication avec les Médecins de Macao, ville bâtie par les Portugais, dans la Province de Quanton. Sans les défaprouver, ils les appellent *le reméde des Barbares*.

Il n'y a point de Pays en Europe où l'on prenne plus de lavemens en fanté, qu'en France, fur-tout dans la Capitale, chez les gens du bon ton. Combien de perfonnes s'imaginent être malades lorfquelles ont oublié d'en prendre un ou deux dans la journée : il me femble les entendre calculer, avec l'*Argan* * de *Molière*, le dégré de leur santé, non fur ce qu'elles reffentent, mais fur le nombre des *anodins* qu'elles ont pris pendant le mois.

On peut réduire les preneurs de lavemens en fanté à trois claffes.

Les premiers en font ufage par gourmandife, c'eft-à-dire pour manger davantage ; quelle dépravation ! Souvent même la voracité ne s'en tient pas là. Ne l'a-t-on pas vu prendre de l'émétique, afin de vuider plutôt le fac ? Je ne défefpère pas de voir un jour s'introduire dans certaines maifons la coutume établie chez les *Omaguas* **, Peuple qui habite les bords du *Maragnon*, de préfenter, avant le repas, une feringue à cha-

---

* Dans le *Malade imaginaire*, Comédie.

** *M. de la Condamine*, relation de fon retour de *Quito*, par le *Maragnon*, dans l'Amérique méridionale, au Pays des *Amazones*.

cun des convives, dont on fait uſage
avant de ſe mettre à table. Oh! l'excellente précaution !

Les ſeconds les prennent pour
avoir le teint frais ; c'eſt une des principales attentions des petits-maîtres &
des femmes à prétentions.

Les derniers y ont recours quand
ils s'imaginent être échauffés & conſtipés ; mais, en ſuppoſant leur crainte
réelle, ne vaudroit-il pas mieux rétablir naturellement les évacuations par
un régime doux, humectant & rafraîchiſſant, que de s'accoutumer ainſi à
l'uſage d'un reméde qui ſoulage pour
le moment, ſans attaquer la ſource du
mal ?

En général, il y a toujours de l'imprudence, & quelquefois du danger
à faire une habitude journalière des
lavemens. Combien n'y a-t-il pas de
gens qui, par cet uſage trop fréquem-
ment répété, en ſont venus au point

de ne plus aller à la felle fans ce reméde incommode , malpropre & défagréable ?

Il y a encore une folie non moins
pernicieufe ; celle des gens qui veulent engraifler ; comme fi la fanté dé-
pendoit de l'embonpoint ! C'eft fur-
tout dans les moyens qu'ils emploient
ordinairement pour remplir leurs dé-
firs , qu'ils fe trompent groffièrement:
fans attendre que leur eftomac ait fait
fes fonctions , ils le furchargent fans
ceffe d'alimens fucculens & en grande
quantité ; qu'arrive-t-il ? Ce vifcère,
n'ayant pas affez de forces pour digérer cette furabondance de nourriture , ne fait qu'un mauvais chyle, mal
broyé & mal cuit , dont une partie ,
ne pouvant s'infinuer par les veines
lactées , eft obligée de fortir avec les
gros excrémens : celle qui paffe dans
le fang étant groffière & vifqueufe,
ne peut tourner en nourriture ; elle eft

donc forcée de s'échapper par les urines & les fueurs, ou de s'arrêter dans
les glandes & dans les vaiſſeaux capillaires, où elle cauſe des obſtructions funeſtes ; enforte qu'on périt mi-
férablement de maigreur & de befoin,
au milieu de l'abondance.

Enfin d'autres font fâchés d'engraif-
fer ; c'eſt fur-tout la fureur des femmes à prétentions : elles font conve-
nu que l'embonpoint donne des années, abforbe les traits & mafque les
charmes : auffi combien ne font elles
pas attentives à le prévenir ou à s'en
délivrer ! Dans cette intention, celles-
ci fe refufent les nourritures néceffaires, & reffemblent à des fquélettes
enluminés : celles - là mettent force
vinaigre dans tout ce qu'elles mangent ; & par-là fe détruifent l'eftomac,
fans en paroître fouvent à l'extérieur
moins graffes. Je connois une jeune
perfonne, qui, par ce moyen, eſt par-

venue à ne pas digérer une aile de poulet, & qui eſt graſſe à faire peur. Qu'il eſt difficile de contenter les hommes ! Que le Ciel nous a rendu de ſervices, en ne nous laiſſant pas, ſur beaucoup d'objets, les maîtres du choix !

En finiſſant cet eſſai, je ne ſaurois trop recommander en tout la modération, germe & récompenſe de la vertu & de la ſanté : c'eſt la bouſſole de la vie ; rien de plus néceſſaire, puiſque Saint Paul la preſcrivoit même dans la ſageſſe : *ſapere ad ſobrietatem.* (Rom. 13. 3.)

Hæc ſi benè ſerves ; tu longo tempore vives.
Sch. Salerr.

FIN.

permettons par ces Préfentes, de faire imprimer lefdits Ouvrages, autant de fois que
bon lui femblera, & de les vendre, faire
vendre & débiter par tout notre Royaume,
pendant le temps de fix années confécutives,
à compter du jour de la date des Préfentes ;
faifons défenfes à tous Imprimeurs, Libraires & autres perfonnes de quelque qualité
& condition qu'elles foient, d'en introduire
d'impreffion étrangère dans aucun lieu de
notre obéiffance, comme auffi d'imprimer
ou faire imprimer, vendre, faire vendre,
débiter ni contrefaire lefdits Ouvrages, ni
d'en faire aucuns extraits, fous quelque prétexte que ce foit, fans la permiffion expreffe
& par écrit dudit Expofant, ou de ceux qui
auront droit de lui, à peine de confifcation
des Exemplaires contrefaits, & de trois
mille livres d'amende contre chacun des
Contrevenans, dont un tiers à Nous, un
tiers à l'Hôtel-Dieu de Paris, & l'autre tiers
audit Expofant, ou à celui qui aura droit de
lui & de tous dépens, dommages & intérêts;
à la charge que ces Préfentes feront enregif-
trées tout au long fur le Regiftre de la Com-
munauté des Imprimeurs & Libraires de Paris,
dans trois mois de la date d'icelles ; que l'impreffion defdits Ouvrages fera faite dans notre Royaume & non ailleurs, en bon papier
& beaux caractères, conformément à la feuil-
le imprimée attachée pour modèle fous le
contre-fcel des Préfentes ; que l'Impétrant

se conformera en tout aux Réglemens de la Librairie, & notamment à celui du 10 Avril 1725 ; qu'avant de les exposer en vente, les Manuscrits qui auront servi de copie à l'impression desdits Ouvrages, seront remis dans le même état où l'Approbation y aura été donnée, ès mains de notre très-cher & féal Chevalier Chancelier de France, le Sieur de Lamoignon, & qu'il en sera ensuite remis deux Exemplaires de chacun dans notre Bibliothéque Publique, un dans celle de notre Château du Louvre, & un dans celle de notredit très-cher & féal Chevalier Chancelier de France, le Sieur de Lamoignon, & un dans celle de notre très-cher & féal Chevalier Garde des Sceaux de France le Sieur de Berryer ; le tout à peine de nullité des Présentes. Du contenu desquelles vous mandons & enjoignons de faire jouir ledit Exposant ou ses ayans cause pleinement & paisiblement, sans souffrir qu'il leur soit fait aucun trouble ou empêchement. Voulons que la copie des Présentes, qui sera imprimée tout au long au commencement ou à la fin desdits Ouvrages, soit tenue pour duement signifiée, & qu'aux copies collationnées par l'un de nos amés & féaux Conseillers Secrétaires, foi soit ajoutée comme à l'original. Commandons au premier notre Huissier ou Sergent sur ce requis, de faire pour l'exécution d'icelles tous actes requis & nécessaires, sans demander autre permission ;

& nonobſtant clameur de Haro , Charte
Normande & Lettres à ce contraires : Car
tel eſt notre plaiſir. Donné à Paris ,
le cinquième jour du mois de Mai , l'an
de grace mil ſept cent ſoixante-deux , &
de notre Règne le quarante-ſeptième. Par
le Roi en ſon Conſeil.

Signé LE BEGUE.

*Regiſtré ſur le Regiſtre XV. de la Chambre
Royale & Syndicale des Libraires & Imprimeurs de Paris , n. 613. fol. 294 , conformément au Réglement de 1723. A Paris ce
21 Mai 1762.*

Signé VINCENT, Adjoint.

<hr>

De l'Imprimerie de J. CHARDON,
rue Galande, à la Croix d'or.

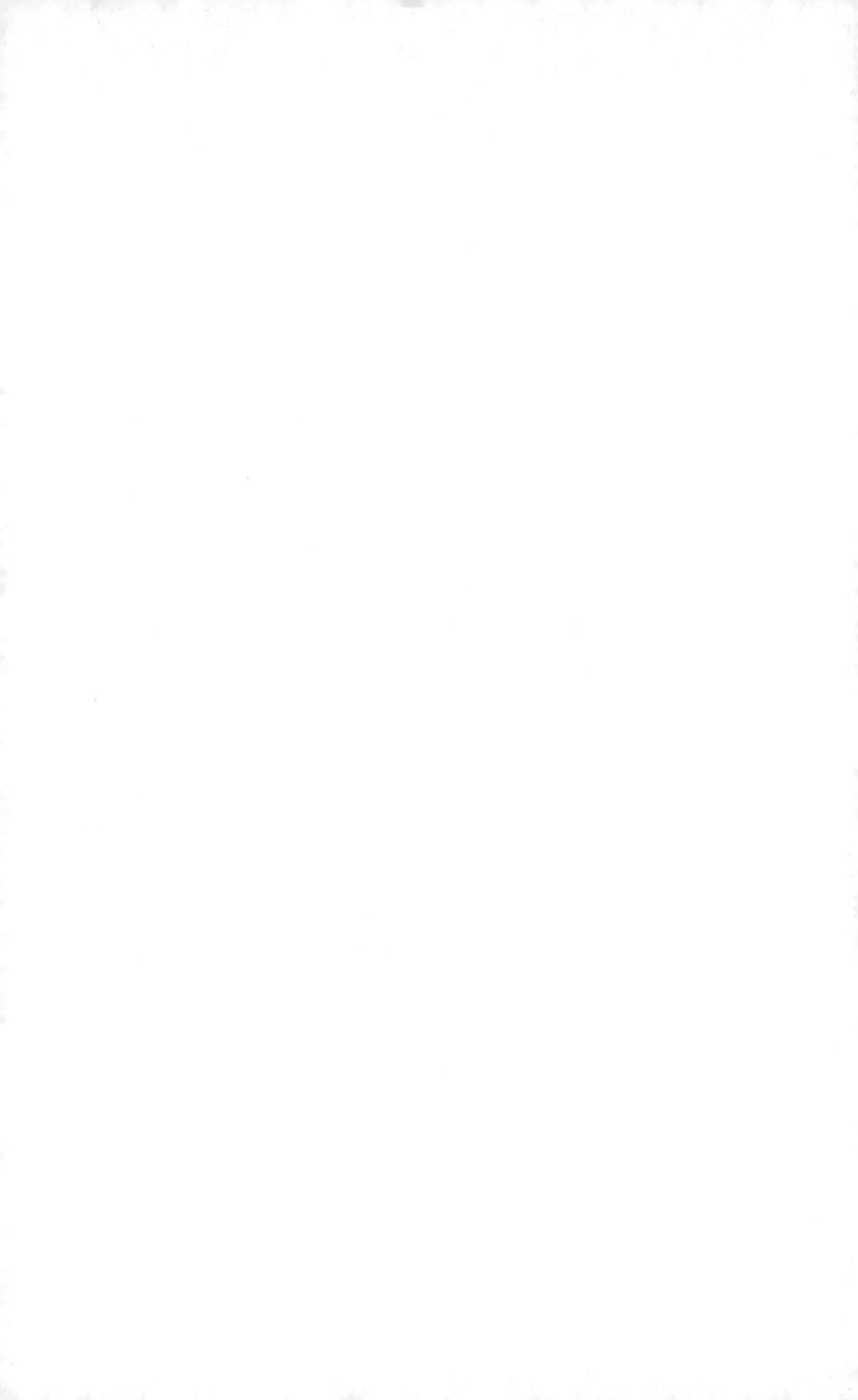

www.ingramcontent.com/pod-product-compliance
Lightning Source LLC
LaVergne TN
LVHW011948170726
843503LV00001B/54